ホリスティック医学入門

治りにくい病の根源を探る

降矢英成
Furuya Eisei

農文協

まえがき

「慢性症状」は、患っている本人にとっては、長く続き、なかなか効果的な対策が見つかっていない状態のため、かなり辛いものです。

そして、多くの場合、「慢性症状」は単純で明確な原因・理由から起こっているものではありません。まず、その点が難しいことになります。さらには、長い蓄積から生じている場合もありますので、原因を見つけにくいことや対策を講じてもすぐに効果が出ない傾向もあることが困る点でしょう。

そして、通常の現代医学においては、あまり得意な対象ではない領域でもあります。このため、現代医学の視点に限らずに、〝全体的な〟視点に立つ「ホリスティック医学」の視点が有効になると言えます。

具体的には、「身体（body）」だけでなく、「心（mind）」「魂・霊性（spirit）」も含めて人間をとらえること、さらには、人間を取り巻く「環境」も含めてとらえる「ホリスティック（全体的）な」視点をもつことが有用になるということです。

そのような視点をもったうえで、まずは、「生活習慣・ライフスタイル」の視点、そして「養生・セルフケア」の視点、「バランスを回復して自然治癒力を引き出す」方向の治療などに取り組んでいくことをご紹介していきます。

そして、「身体（body）」の面においても、現代医学の解剖の視点にはない、東洋医学やアーユルヴェーダなどの伝統医学の身体観や体質の見方、さらには、経絡や経穴、アーユルヴェーダ・ヨガのチャクラなども含めた身体観に基づく治療は、慢性症状に有用性が高いと言えます。

さらには、身体観として、肉体という物質の身体だけでなく、エネルギーの見えない身体である「サトル・ボディ（微細身体）」の視点からの治療観もあります。このような視点からは、本書でもかなり取り上げさせていただいた「エネルギー療法」という方向が見えてきます。

また、「心」の面においても、私も専門としている心身医学・心療内科という領域がすでにあるのですが、本書でも紹介する「ソマティック心理学」という、「身体（ソマ）」から心への影響にアプローチする方向が、心理学の領域で起こってきました。これによって、「エネルギー心理学」という領域も出てきています。

また、「魂・霊性」の面においては、通常の現代医学では終末期のケアの際の「スピリチュアルケア」とか「スピリチュアルペイン」など以外は基本的には取り扱わないわけですが、本書では、思い切ってこの「魂・霊性」の視点をもつ治療観についても取り上げることにしました。

そして、現代医学の中からも、「症状」と「心（感情）」と「脳」の関連について解明する「メタ・ヘルス」というドイツの医師のグループの見解も出てきており、この見解では治療の方針として「身体─心─魂・霊性─環境」の視点からセラピープランを立てる治療観をもっています。

本書では、慢性症状の患者さんにとってホリスティック医学のアプローチがどのように有用なのかをまずわかっていただくために、第1章で「実際のケース」をご紹介しています。次に、第2章では「慢性症状との付き合い方」としてホリスティック医学の視点からの見立ての仕方について、そして、第3章では「自然治癒力を引き出す種々の自然・代替療法」について、そして、第4章では実際にどのように「ホリスティック医学に出会う」かについて、最後の第5章では、「ホリスティック医学を支えるさまざまな視点」についてを説明しています。

日本ホリスティック医学協会のさまざまな活動・企画を通して、多様な視点、治療観を学ぶことによって、本書のテーマの「慢性症状」についてそれなりに記述することができました。一部の方は本文中にお名前をあげさせていただきましたが、すべての方をあげることができないため、ここに感謝の意を表したいと思います。ありがとうございました。

（一社）農山漁村文化協会の編集者である松田重明さんにご提案いただいてから、数十年ぶりの夏バテなどもあってかなり遅れてしまいましたが、今年になり自分自身の還暦というタイミングも重なって真剣に書き上げようという思いが強まり、本書が幸いにも日の目を見る運びになったことを大変嬉しく思っています。

本書が、慢性症状に悩む方、およびホリスティック医学を追究されている方の何らかのお役に立つことを願って……。

令和元年8月吉日

降矢　英成

♥目　次♥

【ケース4】故郷を離れなければならず、
うつ傾向になったDさん（40歳、女性）……29
病気を契機に、投薬で症状の底上げをした後、以前出会ったエネルギー療法（ハンズオン）の良さを再認識し、母親の死去を乗り越える。
うつ傾向に対して最低限の薬の効果が出る　29
薬とカウンセリングとエネルギー療法の効果を確認　30
愛やエネルギーを他者に向ける意味　31
仕事や生活で無理をしない段階的、俯瞰的な視点　33
高齢になってから転居した70歳・女性のケース　34

【ケース5】発汗・自律神経失調症状が強い
更年期障害のEさん（50歳、女性）……36
女性ながら企業戦士として働き、過労になっていたが、更年期障害を契機にワーカホリックを改め、継続した漢方薬・鍼灸治療で症状が軽減。
不規則な長時間労働でパニック発作　36
不健康への悪循環を断つために　37
仕事を「手放す」ことを学ぶ　38
医師と患者の共同作業で進んでいく治療　40
摂食障害・自律神経失調症で20年来通院している47歳・女性のケース　41

【ケース6】慢性腎臓障害と強迫神経症の
Fさん（45歳、女性）……42
腎臓内科に行きながら、生活習慣を変え、家族関係を調整することで、今ではサッカー観戦やコンサートに行ける状態にまで回復。
腎臓障害の陰に何かある？　42
「問題を取り除くこと」から始めよう　43
「エネルギー機器」によるFさんの情報　44
「喜び」「うるおい」でエネルギーを高める　47
「安心・安寧」を考えられる人間関係へ　47

【ケース7】対人トラウマで出勤できなくなった
Gさん（35歳、男性）……49
通常の治療やカウンセリングでは改善しきれず、エネルギー心理学（EFT〈感情解放テクニック〉、マトリックス・リインプリンティング）で徐々に症状が軽減。
「心理面」の症状と「身体面」の症状とのどちらが中心か？　49
「トラウマ」は心理的な原因ではない!?　51
ダメージのエネルギー
——情報を流していくことが重要　52
乗り物恐怖症で困っていた48歳・女性のケース　54

第2章 ホリスティック医学の慢性症状との付き合い方

第3章 自己治癒力を引き出すさまざまな方法

第4章 ホリスティック医学と出会うには

第5章 「症状と出会う」ことから「全体的（ホリスティック）な視点」へ

第1章

ホリスティック医学で慢性症状を改善した事例

ケース1

生真面目すぎて自律神経失調、うつ状態になったAさん（55歳、女性）

心理療法、漢方薬、鍼灸、アロマトリートメントで、今まで感じたことのない幸福感・喜びを経験し、仕事を継続できた。

異常なしと診断されても不調や疲労感が続く

Aさんは、長年にわたって教育関係の仕事に従事なさってきた方で、だいぶ前からある教育施設の長として任務に励まれてきました。

教育関係の仕事を選ばれただけあって、元来、大変生真面目な性格であり、長になってからは部下の人たちの指導や管理にきめ細かく対応されてきたようで、徐々に食欲が低下して疲れがとれないようになり、常に体調の不良や疲労感が続くようになりました。

近くの内科などを受診し、いろいろ調べても特に検査では異常が見つからず、「身体」に多くの症状があるのは、どこか特定の臓器が悪いことから生じているのではなく、「不定愁訴」（はっきりどこか臓器に異常がなくても身体にいろいろな症状が出ること）という診断になりました。

また、一方では、「心」の面でも、不安感やイライラ、抑うつ感などのいろいろな症状が起こっており、まさに「心身両面」の症状が見られていました。このため、通常の西洋医学の身体を中心に診ている内科では、治療しても症状が改善されなかったばかりか、割とよくあることですが、「異常なし」ということにされてしまったそうです。

そして、心療内科を中心にホリスティック医学を行なっている私のクリニックへお出でになったのですが、Aさんのような方の場合には、「心身相関」の視点から診察を進めていく「心療内科」は適している可能性が高いと言えます。

実際に、診察において、心の面、性格や考え方を調べていったところ、まず心の面としては、不安と抑うつ状態が中程度見られ、性格としては、「完璧主義」傾向や、頼まれたらノーと言えない「過剰適応」傾向などが強いことがわかりました。

一方、身体の症状、疲れの状態も明らかに見られ、先ほど紹介したようにいろいろな症状が出ている「不定愁訴」が見られた理由は、「自律神経失調症」状態と判断できました。

「漢方薬」「カウンセリング療法」「鍼灸療法」の方針を立てる

このため、治療としては、不安と抑うつ状態の心理面と、自律神経失調傾向である身体面の「心身両面」に対して行なっていくことにしました。そして、心身両面に対して治療する際には、特にベースとして心理面の治療がとても重要であるという方針を立てました。

処方として、漢方薬だけでは十分かどうか微妙でしたが、本人の要望を受けて、まずは漢方薬をお出ししました。また、重要な心理面に対しては、私の保険診察の時間だけでは本格的な心理療法はできませんので、60分のカウンセリング療法を行なうこととし、さらには疲労があり、さまざまな自律神経症状が出ている身体面への鍼灸治療もあわせて導入することにしました。

「漢方薬」は、心理面に作用してくれるものがかなりありますし、身体に対しても機能失調状態の症状に向いているものが多くあります。Aさんには、抑うつ状態も生じている不安やイライラを軽減し、心身ともにほぐしてくれるように、桂枝《けいし》（シナモン）とカルシウムが含まれている竜骨（動物の骨）、牡蠣《ぼれい》（貝がら）が中心の処方を用いました。

「心理療法」は、「完璧主義」傾向や「過剰適応」傾向を緩めるために、治療のベースとして必要性が高いじっくりと心理カウンセラーが対応する「カウンセリング療法」を導入しました。

「身体療法」は、まずは疲れてしまっている身体に対して処置すること、そして、枯渇して滞っているエネルギー・気の流れを取り戻せるように、「鍼灸療法」を行なうことにしたのです。

「漢方薬」という薬、「カウンセリング療法」という心理面への治療、「鍼灸治療」という身体面への治療を組み合わせることで、「ホリスティック」な心療内科としての治療を行なったのです。

その結果、不安感や抑うつ感、そして食欲や疲労感などがある程度軽くなり、何とか勤務を続けることができていました。

「楽しみ」や「うるおい」を考えたこともない人生

しかし、行なっている「漢方薬」「カウンセリング療法」「鍼灸治療」によって、ある程度改善されて仕事は続けてはいられるのですが、2週間ごとの治療を行なわないとやっていけないような状況でした。

初めから気になっていた点ではあったのですが、仕事は何とかやれてはいますが、それだけという感じで、生活、人生の喜びやうるおいというようなものが感じられない印象がありました。

初診時には、患者さんには必ず「楽しみ」や「うるおい」について聞くようにしているのですが、初診時のカルテを見ると、やはりAさんはこの「楽しみ」や「うるおい」については「ない」という記録になっていました。

実は、この「楽しみ」とか「うるおい」について聞くと、かなりの患者さんが困ってしまう状況に出会います。意表をつかれると言いますか、そんなことを聞かれるとは思っていなかったのでしょうが、それだけではなく、本当に多くの患者さんが「楽しみ」や「うるおい」がないとか、わからない、考えたことがない、という状態にあるのです。

Aさんにも、このときに改めて聞いてみると、「楽しみ」や「うるおい」については、今だけでなく、これまでの人生で考えたこともないとのことで、このため、息抜きとしての何かや、好きなことなどまったく浮かばない、という返事でした。

意外に思われるかもしれませんが、実は、「心身症」や「うつ病」で来院される方の多くは、生真面目な方が多いからでしょうか、忙しいために息抜きや好きなことができないのではなく、もともと「楽しみ」とか「うるおい」という感覚や意識があまりないということなのです。

Aさんへも、そのことを指摘したところ、好きな芸能人もなく、「歴女」や「戦女」でもなく、何も思い浮かばないとのことでした。一歩つっこんで「今はないようですが、子どもの頃や学生の頃に何か興味をもっていたことはありませんか？」と聞きましたが、それでも「小さい頃からずっと何もない」ということでした。

診察とは別に、心理カウンセラーによるカウンセリング療法も行なってはいますが、「楽しみ」や「うるおい」が少ない点について、私はかなり重視しており、診察の中で「今まで『楽しみ』や『うるおい』がなかったのでしたら、これから見つけていく」という目標を共有することにしました。

しかしながら、その後も興味や楽しみを感じるものがなかなか見つからない状況が続きました（多くの患者さんがそうなのですが）。

「楽しみ」「うるおい」になるアロマに出会えた

そして、毎回、先に下の階で、心理療法と鍼灸治療を受けてから診察室に入ってくるのですが、ある診察の日に、今までとはまったく違って、喜びに輝いている様子が、一目見てはっきりわかったのです。

「一体何があったのだろう？　とうとう興味をもてるものが見つかったのだな！」と思い、「どうしたんですか、何かいいことがありましたか？」と思わず聞いてみました。

あわせて、少し気になったのが、喜びを感じている様子ながらも、ストレートに表現するのではなく、何か遠慮がちな雰囲気を醸し出していることでした。

実は、Aさんは、この日は、今まで行なっていた鍼灸療法ではなく、自分で申し込んで、初めて「アロマセラピー」（実際には、精油〈エッセンシャルオイル〉でトリートメントする60分間のアロマトリートメント）というアロマ（香り）を活用した療法を体験してきたのでした。

どうも前から、鍼灸療法室の横にあるセラピールームのアロマセラピーという療法が気になっていたそうで、ついにこの日、自分で申し込んで体験してこられ、このアロマトリートメントが素晴らしい体験、つまり喜びになったのでした。

Aさんが、遠慮がちな振る舞いだったのは、このアロマトリートメントを主治医の私に言わずに受けてきたことに、ちょっとした罪悪感があったようで、診察のときにどう言おうかと困っていたためでした。

このことからも、この方の真面目な性格がうかがえます。とにかく「喜んで輝いている」状態の理由がわかりました。

たくさんの療法を一度に行なってしまうと、それぞれがどんなにいい療法であっても、身体に負担がかかる危険性がありますが、Aさんの場合は、この日は鍼灸療法をせずにアロマセラピーだけを行なってきたということなので、大丈夫なことを伝えて、どんな感じ、気持ちだったのかを尋ねました。

Aさんの答えは「初めての感覚でした。もう、気持ち良くて、夢のような心地の時間でした」というものでした。何とも言えない「幸福感」、いわゆる「至福」という感覚を覚えたようでした。

考えてみると、女性は香水や化粧などで香り、匂いを用いる習慣がありますし、香りに対しての感受性が強い傾向があります。Aさんも、やはりアロマに対する関心、興味があったということなのです。

アロマに対する関心、興味がある……、そうです、「楽しみ」「うるおい」になるものに、とうとう出会えたということなのです！

「世界観が変わる」治療法がある

自然療法の中に位置する「植物療法」の一つである「アロマセラピー」という香りを用いる療法が、少し前から日本にも入ってきて、多くの女性がその勉強をしたり、専門家、セラピストになったりしています。セラピストの中には、実際に自分が病んだり、悩んだりしていたときに、アロマが助けになり、救われたという経験がある女性が何人もいることを思い出しました。

それほどの作用、効果をもたらすこともあるのが、アロマセラピーなのです。

このとき担当したアロマセラピストさんに、Aさんはどの種類の精油を使ったのか確認したところ、ローズ（バラ）とイランイランが中心の配合だったことがわかりました。

ローズは、女性に相性がよく、特に中年くらいの年齢になった女性には、抜群の相性を誇る香りです。そして、イランイランという精油も、「花の中の花」という意味をもつ香りの強い南方の植物の花の精油で、媚薬的な作用をもつほどの活力増進効果が、やはり女性に対して見られることがあるものでした。

このような精油そのものの作用、効果も重要ではありますが、Aさんにとっては、人生でようやく、ほぼ初めて「楽しむ」とか「うるおう」という体験ができたことが、とても大きい意味合いをもつ重要なことと、とらえる必要があります。

この一度のアロマセラピー体験によって、期せずして、「楽しむ」ことや「うるおう」こととはどういうことかがわかり、そういうことを自分に提供してもいいのだという経験をすることができたのです。

言い換えますと、Aさんのような勤勉、実直な方は、趣味とか遊びとしてこのようなことは今までやってこなかったわけですし、その背後には、「そのような（贅沢な）ことはしてはいけない」という心持ちがあったために、見つけようと思っても自分では自然に到達しなかったと言えます。

ところが、私のクリニックの治療の中にアロマセラピーが位置づけられていたために、「治療だからやってもいい」という許可を自分に出せて、とうとうアロマへの関心、興味の扉が開かれたわけです。

これは、単に効率を求めて行なう科学的な治療や薬だけではとうてい到達できないことです。

いわゆる代替療法とか補完療法と言われるさまざまなユニークな療法には、このように、「喜びをもつ」とか「世界観が広がる」とか「世界観が変わる」という作用や効果をもたらしてくれることがあることを、はっきり再認識させてくれたケースでした。

Aさんは、その後、晴れてアロマセラピーを毎回行なうようになり、日々の仕事の状況は何もまったく変わっていないにもかかわらず、毎日がすっかり変わってしまい、苦痛を感じることがなくなり、毎日が楽しくなっていき、そのまま長としての激務を続けることができたのです。

ケース2

有能で過労のため会社で倒れたBさん（33歳、女性）

心理療法、漢方薬、エネルギー療法（特に「波動測定・波動水」）で、自分の状態をコントロールして休職期間をフルに使い復職を果たす。

ひどい過労で自律神経失調状態に

Bさんも、長期にわたる治療を行なった印象深い方です。大変有能な社員として、就業時間も長く、そして難しい業務を10年くらい担当してきたところ、とうとうある日、会社で突然倒れてしまい、病院に担ぎ込まれ、それから休職に入るという大変な状況でした。

まずは、疲労、いえ疲労困憊状態、過労状態を回復させるために入院が続きましたが、やがてめまい、耳鳴りがひどくなり、意欲が出ない抑うつ状態も生じるようになりました。このため、耳鼻科にも転院して治療し、さらには精神科にも入院して療養したそうですが、1年半経っても回復せずに、来院時は、自宅で療養していらっしゃいました。

初診時に診察室に入ってこられた様子を見ただけで、顔色も悪く、活力は感じられず、心身ともに不調の状態が続いているのがよくわかりました。

Bさんは、ひどい過労によって、身体は自律神経失調状態になり、心も抑うつ状態に至っている状況で、じっくりと回復させる必要がありました。

どうして、このような過労になるまで頑張ってしまったのかと思わせるくらいの状態ですから、やはり、心理・性格面では生真面目で頑張りすぎる傾向が顕著でした。

アロマトリートメントで徐々に活力が戻る

治療方針として、心身の両面に対するアプローチが必要であり、具体的には、処方としては漢方薬と軽い睡眠薬を、身体面では毎週アロマトリートメントを施し、さらに、この生真面目すぎて頑張りすぎる心の面に対しても心理療法を行なうことにしました。

Bさんの場合、「蓄積疲労」がひどく、このため、自律神経失調状態もひどい状況で、失調というよりさらに進んだ「消耗」状態と言える状況でした。実際に、このときのBさんは、昼間は起きてはいるものの、ボーっとした状態でほとんど何もしない、できない状態でした。用がなければ、近くの買い物をちょっとするくらいしか外出しないのです。

通院で都心まで来るのは結構大変だったのですが、治療のためという目的によって、引きこもり気味だった状態から、週に1回は電車に乗り社会に接していることは、大変ではあっても安心感にもなっていました。

このようなBさんには、薬だけではなく、アロマトリートメントの施術をしましたが、そのことによって、自律神経の調整、充電のためにもアロマトリートメントが適しているというねらい通り、毎回、徐々に活力が戻ってきているのがわかり、本人も体感できていました。

測定器でわかる自律神経の回復過程

血液検査ではいろいろな臓器などの機能の状態がわ

かりますが、実は、「自律神経」というのは、血液検査で測ることができません。しかし、Bさんが来診して2か月くらい経った頃、折よく「自律神経測定器」を入手することができました。

早速、Bさんの自律神経の状態を測ってみました。

自律神経検査についての詳細は後述しますので(68頁)、ここでは、大まかな意味合いを説明します。

図1―1は、初診から2か月後に行なった結果ですが、真ん中にあるグラフの2本の棒グラフは、左のSNSというのが交感神経の動き、右のPNSは副交感神経の動きを表わしており、この比率が半々くらいがバランスがいいのですが、Bさんは左のSNS（交感神経）がほとんど動いていないことがわかります。

また、左下に4本の棒グラフがありますが、4本のうち3本が上の枠まで到達していません。この枠はバッテリーの正常値の枠のようなもので、Bさんはこのとき自律神経のバッテリーがかなり枯渇していることを表わしています。初診時ではなく、倒れた1年半前に測ることができたとしたら、もっとこのバッテリーは少なかったはずです。

そして、図1―2は、約60分のアロマトリートメントを行なった後の結果です。真ん中の2本のSNS（交感神経）とPNS（副交感神経）の比率の図では、左の交感神経が

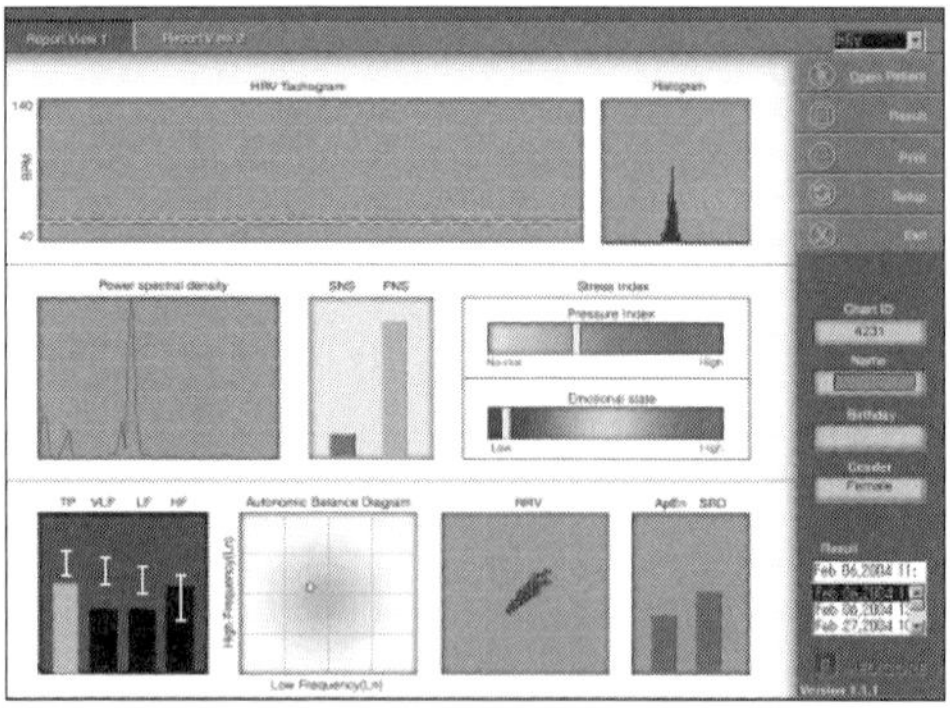

図1―1　アロマ1回施術前

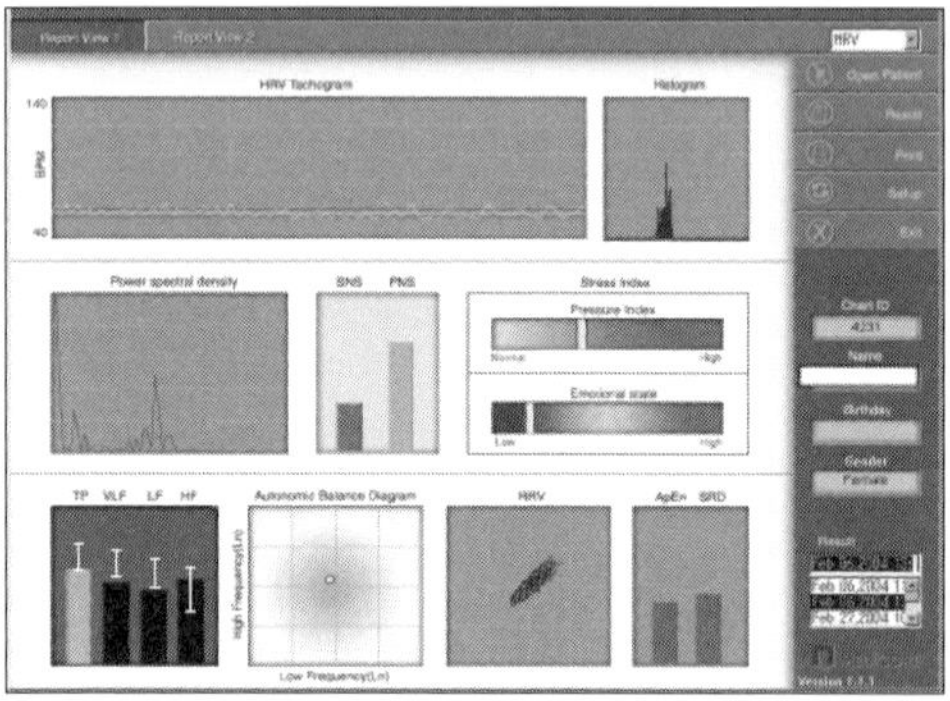

図1―2　アロマ1回終了後

ちょっと上がって、バランスが改善されています。さらには、左下の4本の棒グラフでも、ほぼ4本すべてが正常枠まで上がっており、バッテリーが増えています。

　施術を導入した私たちも、この明瞭な効果を見て嬉しかったのですが、施術効果は直後だけでは意味がありません。施術によって、抵抗力や自然治癒力が回復することが目標ですので、1か月後の状態を見たのが図1−3です。

　1か月後の図1−3では、交感神経と副交感神経の比率がいよいよ4対6くらいまで回復しています。外から見ても顔つきがしっかりして、活力が感じられるようになり、本人も体感できるそうで、2年ぶりに沖縄に療養に行くことを許可できました。倒れたときにはめまい、耳鳴りがひどく、飛行機に乗るなど夢のまた夢だったのですが……。

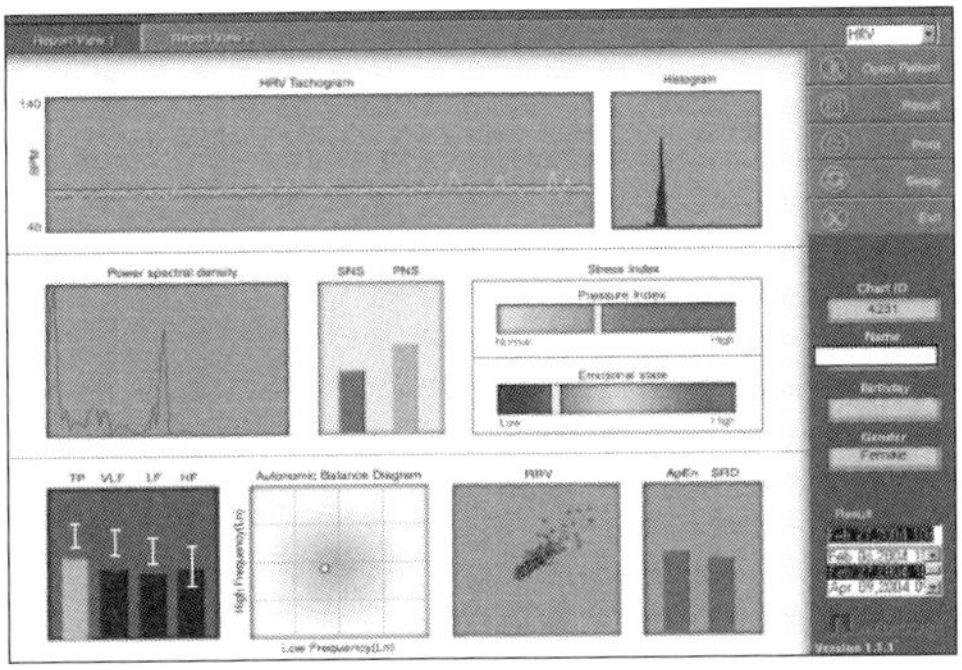

図1−3　約1か月後

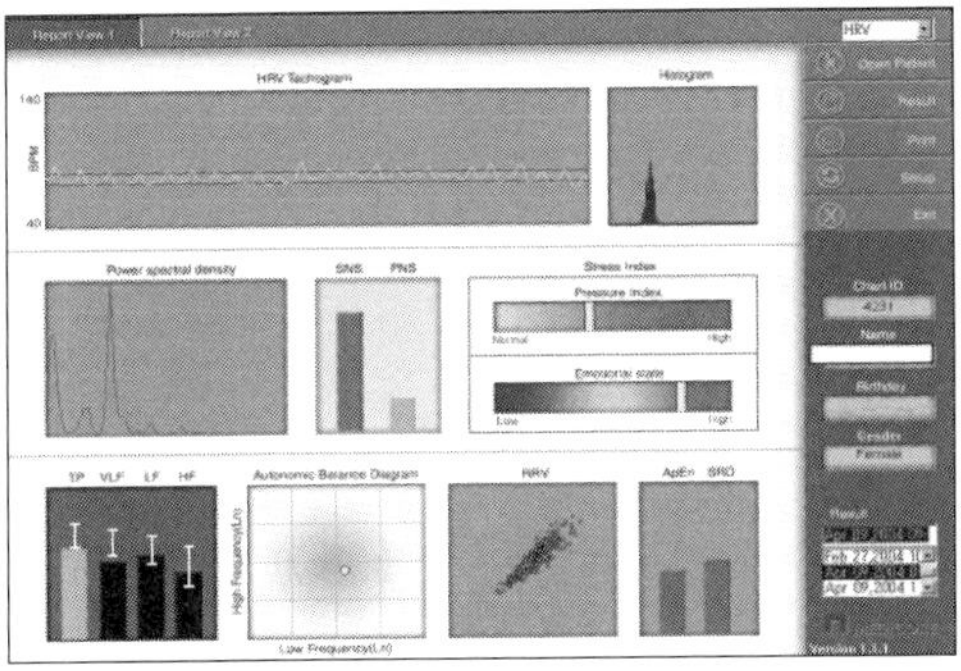

図1−4　2か月目休養後、アロマ前

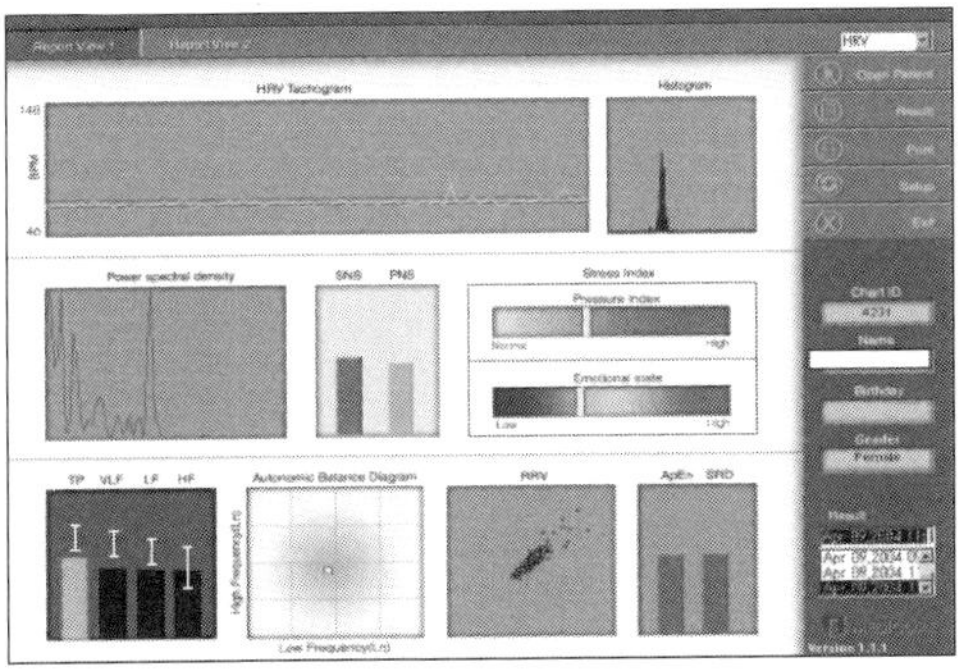

図1−5　2か月目休養後、アロマ後

そして、暖かい沖縄でのんびりと休養してきた後の結果が図1―4です。真ん中のグラフで交感神経がしっかりと上がるようになっており、左下の4本のグラフもほぼ4本とも正常の枠に達しており、バッテリーも十分ある状態になっています。実は、このときの交感神経と副交感神経のバランスは、交感神経がやや興奮しすぎな状態ですが、何と滞在中に上司と遭遇して緊張していたためだったことも後からわかりました。

しかし、この緊張も、このときのアロマの施術で、図1―5のように、比率がちょうどいい5対5に調整できました。あっぱれ、アロマトリートメントです。

病気の経験を活かして人生を再設計

このようなホリスティックな治療経過によって、Bさんは復職できるのではないかという自信を徐々に取り戻し、さらに「自然治癒力」とか「ホリスティック医学」を追究するようになりました。

具体的には、人間のエネルギーの調整にフォーカスした「エネルギー療法」（142頁）の一つである波動測定・波動水も活用していました。

そして、心理面では、少し前に生じた母親の死去という辛い出来事の影響も自覚され、その心の傷をケアする期間としても、この療養をとらえられるようになりました。

さらに、誰か一人が奮闘して何とかするというスーパーレディを、自分ももちろんですが社員全員がめざしてはいけないのだ、みんなが継続可能な働き方ができるような職場にしていきたい、という意欲が出てきました。

通常なら休職期間が数年以上になると、自分から退職していく風習の会社でしたが、前述したような職場へ転換したいという希望に向かって療養を続け、休職期間を最大限活用して、ついに復職を果たしたのです。

そして、プライベートにおいても、その後、結婚に至ることになりました。Bさんは、病気という困難な状態から、その経験を活かして人生を再設計することができた好例だと言えるでしょう。

ケース 3

繊細で虚弱なため苦労していたCさん（35歳、男性）

投薬、アロマトリートメント（特に定期的なアロマトリートメント）で疲れを取りながら、ホリスティックな視点を学ぶことで、会社勤務を継続。

繊細で虚弱なことを理解してもらえず消耗

今度のケースは、男性の患者さんを取り上げてみたいと思います。特に、今までの2つのケースは、アロマトリートメントを用いた女性の事例でしたので、アロマというと、女性専用のような印象になってしまうかもしれません。そこで、男性にも適性があることをご紹介したいと思います。

私のクリニックでは、心療内科を中心としているので、数としては女性の方が圧倒的に多く、だいたい70～80％が女性の患者さんとなっています。その理由は、はっきりとは言えませんが、女性のほうが一般的に男性よりも繊細であったり、体力が弱い傾向が多いということや、女性のほうが「井戸端会議」や「女子会」などをして、人に相談したり、話すのが好きな傾向があるため、診察にも来やすい面があるのではないかと思っています。

ここで紹介するCさんは、あるとき、「主治医が急に病気になってしまって、新しい医師を見つける必要が起こったので来た」ということでした。小柄で華奢な方で、かなり緊張され、不安な表情をしているのがすぐわかりました。

そして、「まず、自分との相性を確認するために、1回ではわからないので、何回かは来て検討したいと思っています」といった趣旨のことを言いました。急に主治医がいなくなってしまったのですから、困るのは当然ですし、主治医というのはある程度相性が合うことが必要です。

そのため、「相性が合うかどうか」を見極めるためには、しばらく接してみないとわからないことを、最初に断わる律儀さだけでなく、次に話したことがとても印象的でした。

「先生のほうも、患者さんの相性があるのではないかとも思いますし……」

医師の側のことまでも気にしながら、診察にお出でになったのです。とても優しい、繊細な心をもっている方なのだということが伝わってきました。

そして、もう一つ印象的だったのが、心の面の繊細さだけでなく、困っていることとして「体力がなく、虚弱な傾向・体質である」ということでした。

お仕事は普通の事務系の業務ですが、その中でもときにはファイルをまとめて運ぶなどのちょっとした力仕事は生じます。その際に、腕や足を痛めたり、ひどいときには捻挫になったりすることがあるのだそうです。

しかし、女性なら代わりに男性がやってくれることになったりしやすいですが、Cさんは男性なので、日本の通常の職場では、その場にいれば自分がやらざるをえない状況になります。

以前と比べて最近では、男女平等とかジェンダーフリーというような認識が高まりつつあり、意識が変わってきた面があるとはいえ、物を運ぶような状況になったときに、「代わってほしい」とはとても言えないとのことで、いつそのような業務が生じる状況になってしまうか気になって消耗していることもわかりました。

わかりやすくひと言で言えば、基本的には心の面では「繊細」、そして、身体の面では「虚弱」という悩みがあることを理解して、診察を進めていくことをCさんには話しました。

Cさんは、この心身両方の問題点をこちらが理解した様子を見て、安心したような表情になっていることがわかったのですが、最後にこのように話していました。

「大体わかっていただけたようでよかったです。実は、いろいろな先生がいて、わかってもらえないことも少なからずあったので、今日は心配だったのですが……」

アロマ治療で自分の特徴を受容した生き方へ

このCさんの課題の「繊細」「虚弱」という点を踏まえて、どのように治療を進めていくかですが、身体の痛みや捻挫なども生じていますので、方向性として、薬は漢方薬やメディカルハーブなどの植物性のものを、そして、身体へは「ボディケア」を導入しようと、治療方針を立てました。

そして、「繊細」で「虚弱」なCさんに適した「ボディケア」としてパッと浮かんだのが、「アロマトリートメント」でした。私のクリニックは医療機関ですので、男性でもアロマトリートメントを行なうことができます。

実際に1回目のアロマの施術を体験されたCさんは、とてもリラックスでき、身体も楽になったそうで、2週間ごとに毎回、診察とアロマトリートメントをセットで続けていきました。

そして、アロマトリートメントを、最初のうちは「症状を楽にする」ための治療として行なっていましたが、やがて「メンテナンス」として予防医学的な位置づけで行なうような意識になっていきました。

それとあわせて、私のクリニックの医療が「ホリスティック医学」という理念の下で行なわれていることに関心を深めていただいたようで、ある日の診察で、こう言われました。

「先生、ホームページの取材の記事読みました。ホリスティックという意味がさらにわかりました」

自分には「繊細」「虚弱」という面（部分）があるが、このような一部のことにとらわれるのではなく、その特徴を踏まえた（受容した）うえで、それに沿ったやり方・生活の仕方・生き方をするという、まさにホリスティックな価値観をもっていただけたようでした。

この「繊細」「虚弱」という特徴と言えば、最近、話題になっていますＨＳＰ（Higly Sensitive Person）という「高度の感覚処理感受性をもつ人」という知見が知られるようになってきました。

ＨＳＰの傾向をもつ方々は社会の中で生きにくい状況になっていますが、病気とか障害と決めつける傾向があるのに対して、そうではなく、一種の「個性」「特徴」「特性」という認識をもつことが、まずは必要と言われてきています。

現に、この傾向をもつ人の比率は20％、つまり、何と5人に1人の割合に上るということですから、決して特別ではなく、ある個性としてとらえることの必要性がわかります。

そして、Cさんは、自分の課題について、このように一部、一面にとらわれないホリスティックな視点から認識するようになり、その課題とともに社会での自分なりのやり方・生き方を見つけて、ずっと障害枠の社員として勤務を続けてきています。

具体的に言えば、薬として安定剤も漢方薬と並行して用いており、ボディケアとしてアロマトリートメントを今もメンテナンスとして継続しながら、つまり、症状を抱えて医療を受けながらも、度重なる異動や会社の組織変更などにも見事に対応しています。

驚いたのは、リストラが実施されたときにも、このCさんは、その部署の中堅としての役割を担わされるくらいの位置づけになっていたことです。

こちらが一番心配したのが、こういうタイプの方は、人とのかかわりによる刺激に対して感受性が強いので、対人業務には一般的には向いておらず、事務系とか技術系の職務のほうが適していると言われていますが、電話で注文を受ける業務の担当になったときも仕事をこなしていったことでした。

医療に依存しない自立・自律した通院姿勢

そして、組織変更に伴い、今まではっきりと週5日の勤務で、土日は休みだったのですが、ローテーションで土曜日の出勤も回ってくるように変わりました。

一般的には、変化が激しいと感受性が強いために適応が難しいと言われています。現実的に心配したのは、今まで隔週の土曜日にきちんと来院できていたのが、これからはそのペースが確保できなくなってしまうことがわかったことでした。

また、同じ頃、医療側の事情として、私やアロマセラピストが、ときに出張などで不在になることがあり、診察はできるけれどもアロマトリートメントができない日が生じるようになりました。

このことは、アロマトリートメントをメンテナンスとして位置づけて頑張ってきたCさんにとっては一大事だったはずですが、アロマのできない日には、診察の後に外部のどこかのマッサージを見つけて受ける、という臨機応変な対応をされたのです！

本来の医療とは、医療に依存するのではなく、やがては自立・自律することに目標がありますので、今まで続けてきたホリスティックな医療の成果が問われる時期になったのだ、とも考えられます。

果たして、このCさんは、対人業務である電話注文の業務も、そして、ときに通院が3週間後になってしまっても、次の診察まで自分でやってみる、という確認をお互いにしながら、対応していったのです。

そして、さらに数か月たったときのCさんの発言に、大きな変化・成長をはっきりと感じることができました。

「休みの希望日を、自分から2週間おきに出してお願いしてみることをやってみようと思います。まあ、どうしてもダメなときは仕方がないですが……」

一般的には当たり前かもしれませんが、Cさんのようなタイプの方が、〝自分から〟このような行動を取れるようになったということは、画期的とも言える変化です。

今では、来院されたときには、不安な表情というよりも、柔和な表情と言えるような面もちで診察室に入ってこられています。

以前は、「こうなったら心配だ。どうしよう」という訴えが多かったのが、今では、「変化が起こるか起こらないかわからないのだから、今は考えない」、そして、「多少の変化が起こっても、そのときに考えればよい。今までも何とかやってきたし……」というような思考に変わってきているのです。

初診時の状況からは考えられない経過、変化でした。何しろ、初日は、相性が合うかどうかが問題で、継続して来院されるかどうかまったくわからなかったのですから。

本来の医療の中心、主体は患者さんで、私たち医療者は、サポート役であり、二人三脚のような関係がよいとも言われています。

特に「心療内科」という心や性格などがかかわっている診療科では、患者さんの自立・自律（セルフコントロール）ということが目標になりますので、このCさんのアロマトリートメントを活用した通院の姿勢は、私にとってもよい学びになりました。

さて次に、男性でアロマセラピーを活用した2つのケースをご紹介しましょう。

アロマセラピーの活用事例①
――難治性潰瘍の36歳、男性

この方は、専門資格をもった公務員で、人数不足による激務と父親のアルコール依存とDV（家庭内暴力）が重なって、重症・難治性の消化性潰瘍を患っていました。

最近では、潰瘍で手術することは滅多にないのですが、この方は、十二指腸の変形がひどく、穴があいたり、通過障害の危険性が高い状態になっていたりしたため、手術の経験もありました。

そして、悪化すると、大量の吐血を起こし、緊急入院も何度かしていました。そこで、通常の治療だけでなく、ホリスティックな医療を求めて来院されました。アロマトリートメントを導入したところ、男性でありながら、元来、とても優しく繊細なタイプだったことから、診察と並行して行なうようになりました。

その結果、まさに職業としても自立することを決意され、組織の中で翻弄される状況を抜けて、自分らしい仕事の仕方を見つけられるようになりました。

アロマセラピーの活用事例②
――不安障害・引きこもり傾向の31歳、男性

この方は、大学卒業後、常勤の仕事が見つからず、非常勤の業務につきましたが、その仕事が対人の業務で、お客さん側から非難されたことから引きこもり傾向になっていました。

ソフトな治療法を求めて来られたため、やはりアロマトリートメントを導入してみました。初回に、「初めてこんなに優しく触れてもらった」と、感極まって涙を流されました。

その後、やはり診察と並行してアロマトリートメントを継続されてました。また、自分の感性にあったダンスを習いながら、日雇いや非常勤の仕事を不定期にしていました。

さらに、両親の高齢化や死亡なども生じる環境の変化がある中で、自ら障害者の申請をして自分ができることをしていこうと決心され、最近では、障害者枠で就職を果たされています。

ケース 4

故郷を離れなければならず、うつ傾向になったDさん（40歳、女性）

病気を契機に、投薬で症状の底上げをした後、以前出会ったエネルギー療法（ハンズオン）の良さを再認識し、母親の死去を乗り越える。

うつ傾向に対して最低限の薬の効果が出る

Dさんは、地方で一人暮らしをしていましたが、うつ状態になり、親が居住していた関東地方に不本意ながら引っ越して来ました。

住んでいる場所が、関東地方の中でもやや過疎地域であるため、近隣に心療内科がないこと、そして、西洋医学だけではない視点も含めての治療を希望して来院されたのでした。

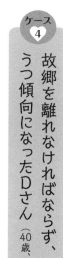

もともと一人で住んでいた場所はかなり遠方ですが、そこが故郷だったため、引っ越し先には知人が誰もいない状況で、孤独にもさいなまれている状況でした。

通常は、高齢になった方が、子どもと同居するために故郷を離れることになり、環境に慣れなかったり、知人がいなかったりするために、だんだんと抑うつ状態になってしまうというケースはよく耳にしますが、この方はその逆バージョンと言えます。

まず、基本的に、友人どころか、知人すらいないという環境であることが厳しい状況でしたが、しばらく経って、うつ傾向に対して最低限の薬の効果が出てきて、多少動けるようになってきました。

初めて暮らすようになった土地ですので、親近感がないのはわかりますが、この地域には、かなり有名な大きな社寺もありますので、決して何もないという場所でもありません。

それがわかったDさんは、徐々に犬の散歩で地域に出かけるようになり、少しずつ犬の散歩仲間もできるようになりました。さらには、地域の復職支援センターにも相談に行くようになっていきました。

気がつくと、1時間程度の散歩はあまり苦労なくできるくらいの状態には回復してきました。支援センターも地域にいくつかあることもわかり、自分に合う施設を探せるようにもなってきました。

薬とカウンセリングとエネルギー療法の効果を確認

ちょうどその頃ですが、待合室に日本ホリスティック医学協会が主催する「エネルギー医学フォーラム」のチラシを貼っていたのですが、それを見て反応されたのです。

「先生、エネルギー医学っていうものに関心があるんですね。ホリスティック医学だからですか?」

「ええ、そうですよ。ホリスティック医学では、エネルギー的な視点も大事にしているんですよ。Dさんもご関心があるんですか?」

と聞くと、

「ええ、まぁ」

とそのときは、確認する感じで終わりました。

そして、次の診察時に、

「先生、私が今これくらい回復したのは、薬とカウンセリングと、それと実は、エネルギー療法を受けているのとが合わさったからだと思っているんです。こういう全体的な治療の仕方が、ホリスティックということですよね。とてもいいですよね。こういう治療がどんどん広まるといいですね」

「そうなんですか、Dさんはエネルギー療法もご自分でやっていらっしゃったんですか」

このように聞きながら、実は、「エネルギー療法だけではなく、薬とカウンセリングも加えたホリスティックな構造だったからよかったと考えているのが素晴らしいな。エネルギー療法をやっていると、とかくエネルギー療法だけになりがちなのに」と思っていたのです。

よくよくお聞きすると、Dさんは以前に、手かざしをするタイプの「ハンズオン」（144頁）と言われるエネルギー療法をやっていたそうで、病気が徐々に回復しつつある頃から再開してみたそうで、それでさらに良くなってきた印象を感じているというのです。

また、このエネルギー療法の考え方を通して、人間は、身体(body)だけではないこと、つまり、心(mind)や魂（soul）、霊性（spirit）というものもあることを学び、人間観・人生観も、ホリスティックな視点からとらえるような価値観になっていったそうです。

そして、自分の所属している団体で、医師が西洋医学の診察の中で、エネルギー療法を併用、コラボしている動きがあることを、会報誌で知ったのだそうです。それで、日本ホリスティック医学協会という医学系の団体の企画として、医師、そして、西洋医学も含めて、このような動きがあることに大変関心をもったそうです。

愛やエネルギーを他者に向ける意味

以前は、エネルギー療法だけがいいのだ、薬や西洋医学などなくていいのではないかと思っていた時期もあったそうですが、実際に自分が患者になってみて初めて、薬や西洋医学の必要性も体験して、両方とも必要なのだと感じており、この両方の方法を取り入れた「ホリスティック医学」とか「統合医療」という医療観が正しく広まることを応援したいと思っているそうです。

「物質医学」とも言える西洋医学や薬と、正反対の位置づけになる見えないエネルギーを用いる「エネルギー医学」のどちらかではなく、両方ともが必要であるということを理解する視点は、実はなかなかもてるものではないのです。

そして、このDさんが素晴らしいのは、一口に「エネルギー療法」（１４２頁）と言いますが、実は大変広範囲に広がっているものなので、自分がやっている療法だけでなく、いろいろな種類のエネルギー療法を取り上げることによって、多くの人の理解が広がることになることを、しっかりわかって下さっていることでした。

今までも世界で、このエネルギー療法に関心が高まったことは何度かあったようなのですが、結局は、自分たちの療法だけにこだわるような狭量な心が邪魔をして、しっかりとした普及につながってこなかった残念な経緯があったと言えます。

このときの診察以降、Dさんは毎回、通常の薬の確認やカウンセリングだけでなく、必ずエネルギー療法の面についても話をするようになりました。ときには、Dさんがなさっているエネルギー療法を実際にこちらが体験させていただいたことも、毎回ではないですが、時間の余裕があるときはありました（自分が開業して院長になっているのでできたのですが）。

このような診察状況は、ホリスティック医学を追究してきた医師として、本当に嬉しい状況であり、「ホリスティック医」冥利につきると言っても過言ではありません。もっと多くの医療現場でホリスティックな視点からの診察、会話ができれば、と心より願ってやみません。

Dさんは、その後もエネルギー療法を薬と併用しながら行ない続け、さらには、自分のことだけでなく、エネルギー療法の普及活動も徐々に始めるようになっていかれました。

そうなってからは、診察に来られるたびに、毎回、前回よりもさらに一層元気になっていることがはっきりわかるのです。

実は、この流れも、とても大事なことを教えてくれているのです。なぜなら、愛やエネルギーを他者に向けることによって、自分が愛に満ちて元気になってくるという流れがあるのです。

仕事や生活で無理をしない段階的、俯瞰的な視点

ところが、復職のトライアルも少しずつできるようになっていき、そろそろ本格的な社会復帰が見えてきたときでした。何と、お母様が急に亡くなってしまわれるという事態が起こりました。

まだ診療の途中段階でしたので、その影響が気になりましたが、一時的には落ち込んだものの、エネルギー療法を学ぶ中で知ったbody—mind—soul—spiritを合わせた人間観の視点が役立ったようでした。

この世からは旅立っても終わりではない、というsoul（魂）やspirit（霊性）も含めたホリスティックな人間観の視点をもつことによって、この人生の危機を乗り越えることができるようになったのは、単に治療技法を提供するだけではないホリスティック医学の真骨頂とも言えるでしょう。

悲しみはありながらも、執着しない境地をもつことができたDさんは、引き続き自分のペースで復職に向けた歩みを続けていきました。そして、ある診察のとき、「就職が決まりました」という報告を聞くことができたのです。

そして、その職種も、思い切って「営業職」とのことでした。せっかく再就職できたのはいいのですが、長く続かないと果たして意味があるのかどうか、ということになります。

本人に、そのあたりも含めて、今回の就労についての見解、意味合いを確認してみました。すると、仕事から遠ざかって数年以上経っており、かなり長く社会から離れていたので、就労活動を始めて半年以上経ってしまったため、今この時点で就職できる会社に決めたのだそうです。

そして、「営業」という職種は、多少冒険だと思っているが、人嫌いではないので、この機会にいい意味

でチャレンジしてみたいという思いであること、そして、大手の会社なので、はじめに研修期間もしっかりあり、1年半くらい先に、そのまま継続するかを決められる制度だから、リハビリも含めて就職を決めたことがわかりました。

ここまで、しっかりと把握しているのであれば、こちらがどうこう言う必要性はないですね。今後のお仕事の推移をサポートさせていただくことを伝えました。

Dさんは、朝から夕方まで研修で学ぶ生活になり、大変な中にもやりがいを感じている様子が、その後の診察でも伝わってきました。

そして、研修が終わって実務が始まると、今度は多少遠い勤務地まで、毎日車で通勤する生活になり、本格的な仕事生活が始まりました。

さすがに予想通り、研修のときとは違っていろいろなストレスが生じている様子ですが、まずはあと1年間とりあえず頑張ってみよう、という考え方ができていました。

そして、疲労がたまったときには、何がなんでも出勤するのではなく、中長期的な視点に立って考えて、その日は休むことを選ぶのが適切であり、それこそ明日のエネルギーを充電して、また、翌日頑張ってみるという段階的、俯瞰的な視野ももてるようになっているようでした。

このような段階的、俯瞰的な視点をもつことも、ホリスティックな視点の重要な要素になることも押さえておきたいところです。

さて、このDさんの症例は、故郷から転居したという、「環境」や「人間関係」の変化も原因の一つになっていたと考えられます。ここで、高齢になってから転居して不調をきたした方が、その後に配偶者を失ってさらに認知症傾向を併発したケースの概要を見てみましょう。

高齢になってから転居した70歳・女性のケース

この方は、長年、東京の下町に住んでいましたが、息子さんが郊外に居住しており、高齢になってからご夫婦でその近くに転居されました。

「住環境」としては、高齢者が多く古風な下町から、若い世代の多いハイソなニュータウンへ変化したことになり、「人間関係」は、息子や孫たちとは近くなりましたが、今までの知人はまったくいない状況になったということになります。

よくよく聞いてみると、転居先から元の下町まではは電車で1時間くらいの距離なので、ときどきは行けるだろうという考えだったそうです。

確かにそれほど遠い距離ではないのですが、実際は新しい街に慣れるのに精一杯で、なかなか行く気になれないまま時間が経ってしまうとともに、動悸や不安感などの心身の不調が現われるようになり、電車に乗ることが苦痛になってしまったのです。転居して以来、知人とときどき会うということは一切できていません。

診察室での訴えの多くは、心身の不調とともに、ワンマンな夫への不満でした。ところが、しばらくして夫が急死してしまうと、あんなに嫌だった夫なのに一人になった寂しさが強く、夫を慕う気持ちで腑抜けのようになってしまったのです。

これには、夫がいなくなったら清々できると思っていただけに面食らってしまい、さらには冷たく当たっていたことに罪悪感も生じるようになり、混乱傾向になり、気づくと軽い認知症状も出るようになってきたのです。

まずは、「1周忌まで、そして、3回忌までは不調はあるものですよ」と話し、サポートして、徐々に改善するという経緯をたどっています。人生は本当にいろいろですね。

ケース5

発汗・自律神経失調症状が強い更年期障害のEさん（50歳、女性）

女性ながら企業戦士として働き、過労になっていたが、更年期障害を契機にワーカホリックを改め、継続した漢方薬・鍼灸治療で症状が軽減。

不規則な長時間労働でパニック発作

私のクリニックがある東京・港区赤坂は、テレビ局や芸能事務所などが多い地域なのですが、Eさんもいわゆる業界関係の会社に長年勤務し、事務系の中心業務を担っている女性企業戦士の一人です（この辺りには、このような方が当たり前にいます）。

Eさんの事務所では、映画やCMなど、さまざまな種類の業務を手がけており、締め切りやクランクアップの前には、長時間の残業はもちろん、予定の変更や連続勤務は当たり前という状況だそうです。

「ここだけの話ですが……」と発表前の映画制作情報や、昨日事務所に来てくれたアイドルの話などを面白く話してくれることも多々ありました。私は医療職をしていますので、いわゆる「守秘義務」については肝に銘じており、お聞きした情報は今まで一切漏らしたことはありません。

このような業務状況の職場で長年働いてこられたので、日頃から多少の体調不良は当たり前だったEさんですが、アラフィフを迎えた頃から、寝汗がひどくなり、やがて昼間も滝のような汗が流れ、動悸や呼吸困難も出現するようになりました。

特に汗に困っており、冬でもちょっとした暖房で大量の汗をかき、戸外を移動するときにはその汗が冷えて凍えてしまい、夏に汗で濡れたまま電車に乗れば、冷房で一気に冷えて、夏でも頻繁に風邪をひくようになってきたのです。

また、室内から外出したり、外から室内に入ったりしたときの温度の変化に対応できなくなり、移動するだけでも動悸がひどくなり、やがて、呼吸困難や気分不快にまで悩むようになりました。

あるとき、とうとう動悸がバクバクと鳴り続け、死んでしまうのではないかと思うくらいの激しい症状が出現し、救急で病院を受診する状況に至ってしまったのです。

内科では特に異常が見つからず、「更年期障害」による「自律神経失調症」という診断がなされ、激しい動悸の発作的な症状は心臓など循環器系の問題ではなく、「パニック発作」の疑いとなり、こちらに受診することになったのでした。

不健康への悪循環を断つために

Eさんは、今まで健康優良児と言ってもよいほどで、ほとんど病院に行ったこともなかっただけに、どうしていいかわからず、心配で仕事に集中できない状態になっていました。

実は、今までまったく健康に過ごしてきた人のほうが、いったん体調を崩すと、慣れていないために慌ててしまい、心配で仕方がなくなってしまうことが多いのです。このようになると、まさに、ガタガタと音をたてて崩れていくというような感じになってしまい、そのことがまたさらに心配になって一層不調になっていくという、いわゆる「悪循環に陥る」状況になってしまう方も見られ、ある意味「一人相撲」のようになってしまっていることも少なくありません。

Eさんのような状況の方には、どのような治療法をするかももちろん重要ではありますが、まずは何と言っても、悪循環に陥っている心を支えて、落ち着いてもらうことが重要になります。

Eさんは、内科的に見て心臓などの循環器系などには異常がなかったので、それはまずは安心材料であることをしっかり認識していただき、「自律神経失調」に対しては東洋医学や自然療法などの方策がいろいろあることをご説明しました。

そして、具体的には、漢方薬の処方と鍼灸治療を併用することを2本柱として、効果が出てくるまでの不安やそれに伴う不眠に対しては、必要な期間は安定剤や軽い入眠剤を用いて、まずは症状から解放されるようにコントロールするようにしました。

中心となる漢方薬と鍼灸の治療は、始めた直後にはある程度の効果を感じはしますが、本当にしっかりと効果が出るまでには、多少の期間が必要になります。しかし、Ｅさんは、仕事を続けながらの改善をめざしますので、ひどい発作が出たり、眠れなかったりするのでは仕事ができません。

漢方薬については、存在は知っていても自分が服用するのは初めてでしたし、鍼灸治療に対しては、ちょっと恐い印象すらもっていましたが、背に腹はかえられないということでしょうか、Ｅさんは定期的に治療を続けました。

仕事を「手放す」ことを学ぶ

さらには、「生活」や「心」の面についても、しっかり見直しをすることに取り組まれました。仕事からの影響が強いので、仕事をそのままにしておいては改善できないことをしっかり意識するようになりました。

まず、仕事の面では、興味がある業界で働いていることはいいことではありますが、何と言っても「不規則」を絵に描いたような業界です。人間は、「予測できる」ことに対して「予測できないこと」の影響・ストレスは格段に違うのです。さらに、その不規則な変更そのものが、あまり合理的ではなく、結構な比率で突発的に起こり、ときには大手の事務所から「下請け」的な扱いを受けている状況でした。

そして、Ｅさんの社内での位置づけ・役割を確認してみますと、事務系の中でも、中心業務は「経理」系なのですが、経験が長く豊富なことから、いつの頃からか、いろいろな打ち合わせや突発的な対処の際に、手配したり指揮をしたりしていることがわかりました。そのための「デスク」と呼ばれる専門の管理職がいるにもかかわらず、社長直結の秘書的な状況になっていたのです。Ｅさんが頑張っているが故に、逆に、いわゆる「デスク」という立場の人が育たない状況にもなっているようでした。

ひどいときには、製作に際して予想外に膨らんでしまった経費について、発注側の大手企業がもつのかはっきりしないまま進んでいき、自社がかぶることになった際に、そのやり繰り、金策などを一手に引き受けている状況も起こっていました。

「これでは、経営者ですよね」と自嘲気味に気づきが起こり、仕事面での「適切・適正な業務」についての意識が出てきました。「適切・適正な業務」を行なうことは、自分のストレスや健康にいいばかりでなく、やがては、会社や社員の「全体」にとっても有用な影響を及ぼすのだ、という視点が重要なのです。

「ホリスティック」という言葉・理念には、後ほど説明するように（64頁）、body（身体）—mind（心）—soul（魂）—spirit（霊性）の視点で人間をとらえることも大事ですが、このような全体への影響や「関連」「関係性」を認識することも、実は重要なポイントになります。

とかく心療内科を訪れる患者さんは、とても「真面目」で「良い人」が多いのです。「自分よりも他人、会社」を大事に優先する「利他」的な姿勢は、ある意味では「自己犠牲」とも言えるほどです。

しかし、「利他」が悪いとは言えませんが、「自己犠牲」にまで至ってしまったら決して良いと言えません。「利他」は仏教の教えだと思っている場合が多いようですが、実は仏教では、「自利利他」という心得が重要だとも言われています。まずは「自分」を大事にすること、そして、それが自分のためだけではなく、さらには、「他者」にも影響が及ぶことを意識することが勧められているようです。

Eさんは、自分の職務を越えて、さまざまな業務にまで手を延ばしていたことを認識し、それは、自分の存在感を誇示したり、周囲の社員を信頼できていないことなどから来ていることにも気づき、「手放すこと」を徐々に行なうようにしてみました。

２０１９年4月から残業時間に対して罰則が生じるようになりましたが、まずは「形」からがわかりやすいため、法律より一足早く「定時退社」を心がけるようになり、やがて「心」の面として、後述するアドラー心理学（１５８頁）で言うところの「課題の分離」「普通でいることの勇気」を実践するようになりました。

医師と患者の共同作業で進んでいく治療

これらの「意識改革」と漢方薬・鍼灸などの「体質・気質の改善」が相まって、一番辛い季節である梅雨の時期でも、Eさんは、症状はあってもパニック発作が起こるような重症になることはなくなり、仕事をし続けることができるようになっていました。

一般的には「体質改善」と言われますが、ここでは「体質・気質の改善」と記述しました。実は、漢方薬や鍼灸では、体質を変えていくことによって、心の面の「気質」も変化してくると考えているのです。

例えば、「心」（心臓ではありません。東洋医学では「心」というもっと広いものを指します）が亢進してしまっていると、身体面では動悸などが起こりますが、気質・性格的にも興奮しやすい傾向になりますので、「心」の調整ができれば、心の面の「気質」の調整も起こるようになるのです。

Eさんは、鍼灸療法をやってもらうことに依存するのではなく、「生活」や「考え方」の改善ともあわせる、まさにホリスティックな視点から、「漢方薬」や「鍼灸」も含めた治療に取り組んでいかれたと言えるでしょう。

ホリスティックな治療の目標は、「自立・自律（セルフコントロール）」であることを、共通認識として取り組んで下さるEさんとの診療は、こちらにとっても本当に嬉しいひとときとなります。ホリスティック医学は、まさに「共同（協同）作業」なのです。

そして、「共同作業」と言うからには、患者さんだけでなく、こちら治療者側の意識、考え方も重要になります。同じように、目標を「患者さんの自立・自律」に置いていることが必要になります。それには、単に専門の技術を患者さんへ施すだけではなく、患者さん自身が取り組む「セルフケア」についての指導も適宜すること、そして、「心のケア」にも目を配ることが必要になります。

Eさんを担当した鍼灸師スタッフは、単に鍼をうつだけでなく、Eさんにとって、日常の注意点を学ぶ場でもあり、また、さらには、施術の間にいろいろ辛かったことを話せる場にもなっていたようです。

このEさんのケースのように、鍼灸治療は慢性病の治療にとって有用性を感じています。もう一人、長年、鍼灸治療を活用してきた方のケースを見てみましょう。

摂食障害・自律神経失調症で20年来通院している47歳・女性のケース

この方は、20代後半の頃、全般的な体調不良と摂食障害を訴えて来院されました。

仕事は、大手の金融関係で最前線の業務を担っており、当時は、残業は当たり前の時代でした。また、本社に配属されたことにより、喜びはあるものの責任も強く感じており、業務の質も高度な内容となっていました。

数年間、このような厳しい仕事環境に置かれて、やがて思うように食べることができなくなり、診察に見えたときには、かなり体重が減っており、また、心身の両面に種々の不定愁訴が出現するようになっていました。

治療方針としては、最小限必要な安定剤と入眠剤をベースに、漢方薬、心理カウンセリング、そして身体の症状を緩和させるために鍼灸療法を選びました。

一口に鍼灸療法と言いますが、実は多くの流派がありますし、また、症状によってもアプローチが変わってきます。私のクリニックの心療内科の患者さんは、身体が弱っていたり、体質が弱かったりという傾向の方が多いため、やわらかめのアプローチ、徐々に体質を変えていくような方向性のアプローチが適していま す。私のクリニックの鍼灸スタッフにも主たる流派はあるのですが、流派の方向性だけでなく、心療内科の患者さんの特性を把握し、それに適したアプローチの仕方を行なってくれていますので、効率を求める価値観をおもちのこの方にも、鍼灸療法の効果を感じていただくことができ、定期的に継続していきました。

また、本当に有効性を感じていらっしゃるからこそでしょうか、やがてご両親も鍼灸療法にお出でになるようになりました。

やがて、異動の指令が出て、本社勤務から支店勤務になった際には、意識の切り替えにそうとう努力を要したようですが、見事に乗り越えていきました。

来院当初の緊張感の高い、外面的なことを大事にするような雰囲気からだいぶ変わって、内面的なことも評価し、自然体とも言えるような価値観を感じるようになりました。

この変化は、もちろん、本人の経験や年齢からくるものが主なのですが、鍼灸療法のベースにある「東洋思想」も何らかの貢献をしていたでしょう。

ケース6

慢性腎臓障害と強迫神経症のFさん（45歳、女性）

腎臓内科に行きながら、生活習慣を変え、家族関係を調整することで、今ではサッカー観戦やコンサートに行ける状態にまで回復。

腎臓障害の陰に何かある？

Fさんが診察室に入ってこられた情景は、今でもはっきりと浮かんできます。お母様とご一緒に入ってこられた姿は、青黒く、とても痩せていて、大きなギョロッとした目にはエネルギーが感じられませんでした。

青黒いその顔色からすぐわかるように、Fさんは、慢性の重度の腎臓障害を数年前から患っており、大学病院での治療を続けています。どうして、心療内科のクリニックにも通院されるようになったのでしょうか……。

心療内科に見えたということは、腎臓病だけでなく、何らかの心理的な問題、ストレスによる問題が生じているのでしょうが、それよりも生命的な問題が心配になるような風情でした。

青黒いのは、腎臓の慢性の障害によるものと思われましたが、目を引くその極端な痩せ方は、単なる腎臓の問題以外のことを思わせました。心療内科の領域では、摂食障害・拒食症という重症の痩せをきたす疾患があります。慢性の腎臓障害に、摂食障害を合併されているのかなと思いながら、初診問診票の受診の動機を見てみますと、単に「ストレス」となっています。

どう見ても、ストレスレベルの問題ではなく、栄養失調とそれによる生命の問題が差し迫った問題ではないかと、医師として思わざるをえませんでした。

ご本人とお母様には、その認識、自覚がないとなると、そのすり合わせから始めることが必要になり、場合によっては心療内科としても大学病院での摂食障害専門の治療が必要なことを話さなければならないのでは……などと考えたほどでした。また、心理的な面はともかくとして、腎臓の主治医は、栄養面、身体面の対処をなぜしていないのだろうか、という疑問が頭をもたげてきていました。

「問題を取り除くこと」から始めよう

かなりの緊張感をもちながら、実際に問診を進めていきました。わかってきたことは、「ストレス」の原因は、同居している父親との関係が悪化していることと、さらには、同じ敷地に住んでいる親族との関係も悪化し、まいっているということでした。

そして、その結果、ここ最近で、食欲がガックリ落ちてしまい、体重が激減してしまったのだそうです。このような急な経過のため、まだ腎臓病の主治医の診察を最近は受けていないのだそうです。

少し前までは、これほどの痩せ方ではなかったことを知り、前から摂食障害が続いていたのではなかったため、こちらも少し余裕をもてるようになりました。なぜなら、摂食障害を長く患っていると、一見元気そうに見えていても、突然死を起こすことも少なくないのです。

慢性の腎臓障害があり、最近、父親や親族との関係にかなりストレスを抱えていらっしゃることはわかりましたが、まずは現在ガクッと落ちてしまっている栄養状態を改善する必要があります。

根本原因なども気にならないわけではありませんが、まずは、こちらで基本的にチェックしている自律神経検査をしてみますと、自律神経の活動もかなり落ちていることがわかりました。

そのことを知ったFさんの顔が、パッと少し明るくなったのがわかりました。理由を聞いてみますと、精神的な問題だけでは父親が「そんなの甘えだ」と言ってわかってくれないけれど、このような体の検査で異常が出ると、これである程度わかってもらえるのだそうです。

「今日、この結果を見せて、父親が少し静かになってくれると思うと気が楽になった」と言います。よかったです……、まず一つ、食欲を回復するきっかけが見つかりました。

まずは、負担になっていた「問題を取り除くこと」で少し栄養が回復し、元気を取り戻してもらったら、次は「喜びを得ること」でさらに回復を進めていければと考えました。

さて、次の診察時に現われたFさんは、顔色も明るくなっており、体重もだいぶ戻っていました。大きな目にも活力が感じられる状態になっていました。

この診察のときに、ちょうど入手していた「エネルギー機器」を用いて、Fさんのエネルギー状態をチェックする測定を行なってみることにしました。

「エネルギー機器」については後述しますが（１４５頁）、この機器は、10秒くらい手をかざすことで測定でき、負担がありません。

「エネルギー機器」によるFさんの情報

問題点としてあがったものをまとめてみますと、

ⓐ まずは「腎臓」

慢性の腎臓障害がありますので、これは当然ですが、この機器では、腎臓障害に関係する問題点も以下のように、多面的にチェックして表示されます。

(b) 次に「細胞」

これは、「多くのレベルにおけるエネルギー変換と生物エネルギー的な問題」という要素です。

腎臓は、東洋医学では「先天の気」という身体のエネルギーを司る部位でもありますので、「細胞のエネルギー」に影響が出るのはうなずける結果でした。

さらに、「糖、光子（光）、フォノン（音）、電子の非極性の磁力と関連する統合エネルギーと生物エネルギー的な問題」と表示されました。

「ATP」という身体のエネルギー貨幣を産生してくれる「糖」や、物理学的なエネルギーの担い手になる「光子（光）」「フォノン（音）」「電子」にも影響が出るのもうなずけました。

そして、「情報伝達には十分な細胞エネルギーが不可欠である」という表示も出てきました。これは、「エネルギー」というのは、実は「情報」であるという重要なポイントを表わしています。

(c) さらには、「情報伝達」という項目も問題として表示されました。

これは「体内の情報伝達は、身体活動の正しい調整および維持に不可欠である」という重要な原則からもわかりますね。

さらに、この機器では、実際の体内のメカニズムについても「細胞内の粗面および滑面小胞体、ならびにリボソームとも、エネルギー的なつながりがある」と表示されます。

(d) さらに「慢性疲労」

また、Fさんの状態として、やはり「慢性疲労」も表示されました。ここからも、まずは、疲労をもたらしている原因を減らして、「充電」が必要であることを確認しました。

さらに、この機器では、東洋医学の経絡レベルでのチェックも表示されます。Fさんが、経絡レベルで問題となったのは、以下の経絡系でした。

(e) 「心臓—肺経」

特に、「感情」にも関係し、「妄想／現実、頭と心の葛藤」という項目も気になる表示でした。

(f)「神経伝達物質―心経」

この項目は、「心経」という経絡と、「神経伝達物質」の両方に関係するチェックなのですが、Fさんはこれが反応していました。

具体的には、「神経伝達物質」と「中脳」、そして「聴覚の学習」という項目が気になりました。Fさんには、他人の言うことをやや被害妄想的に感じられる傾向を感じたからです。

実は、2回目の測定では、はっきりと「聴覚過敏」という項目に強い反応が出るようになり、治療の重要なポイントの1つになりました。「聴覚」は、実はとても重要な感覚で、詳細は後述しますが、最近では、自律神経とも密接な関係があるという指摘もされています。

そして、さらには、この中で「感情」も問題として表示され、例えば、「意思力、柔軟性/頑固、うつ/孤独」などが表示されました、この中の「孤独」というのは、「聴覚」と関連が強いとされています。

(g)「甲状腺―三焦経」

そして、この項目では、「三大体腔(頭蓋腔、胸腔、腹腔)を結びつける」という表示が重要です。

このシステムの知見には、私たちのエネルギーは「身体の3つの腔―頭蓋腔、胸腔、腹腔に蓄えられる」とされており、疲労困憊している人では、これらの体腔のエネルギーが枯渇してしまうのです。

(h)「ショック―脾経」

この項目の「ショック」はわかりやすいですが、「脾経」というのは、脾臓のことではなく、「脾」とは「消化機能」のことを指します。

ここでは、「ショック、虚脱、消耗」と「消化機能、消化酵素」という項目がチェックされていました。

Fさんは、ちょっと前に、家族・親族とのトラブルによって、強いショックを受けたことで、急に消化機能が落ち、虚脱・消耗状態になっていたこととまさに一致していました。

「喜び」「うるおい」でエネルギーを高める

食事もだいぶ食べられるようになってエネルギーがある程度回復したFさんに、これらのエネルギー・情報面での問題点を確認したうえで、さらにエネルギーを高めるために、「喜び」「うるおい」を検討しました。

Fさんに「楽しみ」「うるおい」についてお聞きしたところ、「今はまったくない。腎臓障害が生じてからは〝静かにしていないといけない〟ということになったし、特に食べられなくなってからは、全然です」とのことでした。

では、以前の楽しみは何だったのか聞いたところ、熱烈なJリーグチームのファンなのだそうですが、最近まったく応援に行っていないと言います。「行っていいんなら行きたいです」とのことでしたので、腎臓内科の主治医もOKであれば、一度応援に行ってみることをお勧めしました。いつもご一緒にお出でになっているお母様も同行できる、ということでしたので。

Fさんは、果たして、次の診察では、見違えるほど活力のある様子で現われました。「久しぶりに応援に行って、すごく楽しかったです。行ってからは、エネルギーが出てきました！」とのことでした。

「安心・安寧」を考えられる人間関係へ

その後、ときどき応援に行くことを継続していましたが、あるときまた表情が曇っていました。「父親が、病気なのに好きなことばかりしている、と理解してくれない」とのことで、困っているようでした。

何と、次の診察では、お父様ご自身もお出でになり、医療的にどういう意味があるかについて納得していただく、ということもありました。

Fさんのお父様は、昭和初期に生まれた典型的な日本男性の価値観が強く、「病気のときはゆっくり療養するものである」という認識しかなかったようでした。

昭和の初期には、衛生状態や栄養状態の不良からくる病気が多かったのですが、高度成長期以降の病気は、ストレスに関連した病気が中心となっており、そのための治療、対処法はガラッと変わってきています。

また、このときにわかってきたこととして、Ｆさんのお父様は、単に古い価値観をおもちなだけではなく、大変強烈な個性のもち主であり、自分の価値観と異なる方向の考えは認めない方のようでした。

やがて、あるとき、また、Ｆさんの表情が苦悶に満ちて診察に来られたのですが、父親と激しい喧嘩になってしまったこと、そして、父親は自分のことを嫌いで憎んでいるのだと訴えます。

もう恐くて、萎縮してしまって、落ち着かない状況になっていると言います。実情は、決してお父様はＦさんのことを憎んだりしているわけではなく、融通性がなく強烈なためであり、Ｆさんの聴覚過敏傾向が反応している状況でした。

しかし、ここで両方のことをよく知っている母親が父親に別居してもらうことを英断するという動きが起こり、乗り越えることができました。このまま同居していることによって誤解が深まることを避けられ、今では「あれは、悪意とか憎んでのことではなく父親の個性だったのだ」と理解が進むことになりました。

そして、もう一つの問題であった同じ敷地に住む親族とも、最近、大きな爆発が起こり、今度はＦさんとお母様が親族と距離をとるために転居を決めるに至りました。

これらの対処によって、かなり「安心・安寧」を図ることができましたが、いよいよ多少の環境や人間関係の問題を乗り越えていけるよう、Ｆさんのさらなる人間成長をサポートしているところです。

ケース 7

対人トラウマで出勤できなくなったGさん（35歳、男性）

通常の治療やカウンセリングでは改善しきれず、エネルギー心理学（EFT〈感情解放テクニック〉、マトリックス・リインプリンティング）で徐々に症状が軽減。

「心理面」の症状と「身体面」の症状とのどちらが中心か？

Gさんは、普通に会社勤務を続けてきたビジネスマンですが、あるとき上司と意見が食いちがう出来事が起こり、そのときに大きな声で強く怒鳴られ、その後、恐怖心が消えずに続いており、仕事がうまくできない状態になってしまいました。

そのときは、大きな声で怒鳴った上司も、その後は普通に接してくれているし、そのうちこの恐怖心はだんだんと消えていくだろうと思って、勤務を続けていましたが、職場にいると落ち着かず、上司がちょっとしゃべっている声が聞こえただけでも、身体がこわばってしまい、動悸が起こり、仕事に集中できなくなってしまいます。

やがては、朝、会社に行こうと思っただけで、動悸がするようになり、会社に行くことも苦痛になってしまいました。

ショックな出来事が起こった際に、ストレスとなり、不調が生じることはよく見られます。この出来事がある程度強いものの場合、「トラウマ」（心的外傷）と呼ばれます。最近は、「トラウマ」が広く認知されるようになったのはいいことだとは思いますが、簡単にトラウマと言い過ぎる傾向もあります。以前は、ちょっと苦手だったり、嫌だったりすることを「コンプレックス」と表現していました。また、不適切な行為については「ハラスメント」という言葉もあります。

「ハラスメント」がひどい場合には、モラハラ（モラルハラスメント）、パワハラ、セクハラ、アカハラ（アカデミックハラスメント）などがトラウマになってしまう、という段階的な認識をするのが適切ではないかと思います。

トラウマによる症状は、その発生の時期によって分かれます。まず、出来事のすぐ後に起こるものを「急性ストレス障害」と言います。これは直後から2週間くらいの期間続いているような場合です。

一方、影響が数か月経っても残ってしまうようになったものが、「PTSD（心的外傷後ストレス障害）」と言われる、トラウマ体験の後に「慢性的」に悩まされる症状です。

Gさんは、出来事の直後に症状が出ていても、やがて薄れていき、「急性ストレス障害」だけで、その後、障害はなくなっていくだろうと思っていたのですが、予想に反してその後も残り続け、PTSDの状態になってしまったと言えます。

Gさんのような症状になった場合、医学的な診断としては「PTSD」という精神的な病名がつくようになります。そして、そうなれば、治療は精神面を中心に行なうようになり、例えば、薬も安定剤などの精神面への処方が行なわれ、心理面に対しても心理カウンセリングを行なうようになることが一般的と言えるでしょう。

確かに、Gさんは、「心理面」の症状として、精神的に不安感が強くなっています。そして、あわせて「身体面」の症状として、動悸、こわばりなどもある状態です。

このような方を精神的な病気ととらえた場合、「不安感」という心の症状が中心としてあり、そのために「動悸、こわばり」という身体の症状が出ているととらえることが一般的になっていますが、そういう構造、順番でとらえることが正しいのでしょうか。

Gさんは、出来事があった後は、心理的にずっと不安があったわけではなく、普通に職場で仕事をしていたのですが、上司の声が聞こえると、「体がこわばって、ドキドキする」という「体の症状」が出たのです。そして、その体の症状が出てから、不安感などの「心理的な症状」が出るという順序だったのです。

Gさんのケースの場合、その出来事が起こるまでは、上司との間や職場には問題や不安はなかったのです。

ここで、種々の病気の原因として重要な「トラウマ」について整理してみましょう。

「トラウマ」は心理的な原因ではない⁉

実は、「トラウマ」という状態については、すべて精神的、心理的な原因としてしまうことが一般的ですが、大地震や津波などの災害やアクシデントによるトラウマと、虐待による幼児の心理的なトラウマではまったく異なります。

災害やアクシデントによるトラウマの場合は、その直前までは何も問題がなかったので、心理的な原因はなく、その出来事によって突然にダメージが生じてしまい、その後に、そのダメージを受けたことによって不安や恐怖が生じているという状況です。

ですので、根本を心理的な問題とするのは適切ではなく、心理的な問題は、結果的に起こってきた症状なのです。このため、安定剤や心理カウンセリングを「事後のケア」として行なう必要はありますが、根本の原因ととらえて行なっているのは適切ではないのです。

このようなアクシデントによる場合、いきなり生じるものであり、こわばったり、ドキドキしたりというように、身体にダメージやショックが起こります。Gさんも、それまでは上司との問題はなかったため、大丈夫だろうと思って仕事していたところ、上司の声が聞こえた後、身体がこわばってドキドキしてきたのです。

このような経過からも、「身体が先に反応して、それによって不安などの心の症状が起こる」という認識が、トラウマの研究から生まれるようになってきました。そして、このようなアクシデントは、言語領域に記録されるのではなく、感覚や感情の問題として、さらには、身体の反応として記録されることがわかってきたのです。

このため、最近ではトラウマの治療の中心は、心理療法ではなく、アクシデントとして記録された「身体」と「感覚・感情」に対して行なう方向になってきています。逆に言いますと、アクシデントなのに、その事件より前の心理面、言語面を中心として治療する意味はあまりないのがわかります。

アクシデントとして、身体や感覚・感情に記録された原因に対処するための方法は、後述する「ソマティック心理学（135頁）とか「エネルギー心理学」（138頁）と言われるアプローチになりますが、実は、これはトラウマの治療だけにとどまらず、治療全体の認識の大転換にもつながると言えるくらい重要なことなのです。

そして、このアクシデントによって生じた、身体や感覚、感情へ影響するものを、「エネルギー」や「情報」としてとらえていくと、治療の方向は、ダメージとして残ってしまった「固着しているエネルギー／情報」を「動かして流す」というアプローチが効果的なのです。「トラウマ」に対する理解、そして、治療のアプローチは、最近では、このような「エネルギー／情報の問題」としても行なわれています。

具体的には、「ソマティック心理学（エネルギー心理学）」の項でご説明しますが、ボディワーク的なものとして「TRE（トラウマ解放エクササイズ）」（138頁）、経穴をタッピングする方法として「TFT（思考場療法）」「EFT（感情解放テクニック）」（139頁）、「MR（マトリックス・リインプリンティング）」（140頁）などがあります。

また、トラウマの方は、突然体がこわばったり、呼吸が荒くなったり、心臓がバクバクしてしまうなどの身体症状が出てくることから、自分の身体をコントロールできていないという不安感をもつようになりますので、ヨガによるアプローチを専門的に行なうという方法もあります。ヨガは、身体にフォーカスして自分で身体をコントロールできる感覚が回復できることが、効果をあげるための有用な一因になっています。

ダメージのエネルギー
——情報を流していくことが重要

Gさんには、前述したような説明をして、通常のカウンセリングではなく、EFTを提案しました。Gさんも、他のクリニックで自分のトラウマの症状が「心理的な問題」と言われてもあまりピンときておらず、アクシデントとして残ってしまっているダメージのエネルギー／情報を流していく方法を採用することを納得したのです。

まずは、現時点では、職場が、そして上司の声や姿が刺激になってしまっていますので、しばらくの間そこに触れずに距離をとる、という目的で休職の対処をして治療に入りました。

引き金となってしまっているものとの接触をそのままにして治療を行なっていくことは、Gさんのようにトラウマのレベルになってしまっている状況では、難しいためです。

Gさんは、休職をし、刺激に触れない環境に身を置いて、じっくりとEFTのセラピーを行なっていったところ、徐々に気持ちが楽になっていき、症状が減っていきました。そして、このセラピーのいいところは、セッションの中でタッピングの方法（ツボを刺激する方法）を習って、自宅でセルフケアとして行なうことができることです。

Gさんは、当初は混乱状態になり、自信を喪失しかけてしまい、不安感とともに抑うつ的な状態も生じていましたが、だんだんと抑うつ感は改善していき、睡眠時間も増えてきて、食事もだいぶおいしく感じるようになっていきました。

仕事以外の通常の生活はだいぶ普通にできるようになってきましたが、この時点では、職場や仕事のことを考えると、まだドキドキして、不安感や嫌な感じが出ていました。

この頃、Gさんから「いずれ職場や仕事のことを考えても大丈夫になるということは、嫌な記憶が消えるということでしょうか。忘れてしまうというか、思い出さなくなる、ということなのでしょうか」という質問を受けました。

ここは大事なところですが、別に記憶が消えるわけではありません。記憶を失ったり、思い出せなくなったりすると、それはそれで困ることも生じてしまいます。このセラピーのいいところは、その出来事を思い出せるが、嫌な感じが生じない状態になれる、という点です。

その後、Gさんも、やがて、職場や仕事のことを考えても感情が乱れないようになっていきました。この状態になれば、復職の方向に向かっていくことができます。

とはいえ、できれば、同じ部署に戻ると刺激に触れることになりますので、部署を異動させてもらうかどうかをまず自分で検討し、職場で人事担当者とも相談をする方向に至りました。Gさんは、その後も、このセラピーの学びを続けていらっしゃいます。

それでは、もう一人、トラウマに対して、エネルギー心理学のアプローチが効果的だったケースを見てみましょう。

乗り物恐怖症で困っていた48歳・女性のケース

トラウマの症状の中で、割と多く見られるのが「乗り物恐怖」です。この症状の方々は、都会では、社会に出るのに慢性的な支障をきたすようになってしまいます。

これにも、大きく2種類あります。一つは、実際にあった話ですが、震災などのときに電車に乗っていて、その電車が長時間止まってしまうというアクシデントに遭遇したために生じるケースです。この場合は、心理的なショックも起こっていますので、わかりやすいタイプです。

一方、もう一つのタイプは、突然乗り物に乗れなくなるというケースです。「突然」というのは、前者のように、きっかけになる出来事が何もないという意味です。しかし、まったく何もないかと言いますと、過労気味だったとか、ストレスを抱えていたたなどの周辺的な問題がある場合もありますし、一部はまったく晴天の霹靂のような場合もあります。

この患者さんは、性格的には生真面目で、こだわりの強い方で、あるときから乗り物に乗れなくなり、通常の治療を行なって、安定剤を使用するなどしながら、何とか仕事をこなしていました。

しかし、症状の出る期間がだいぶ長くなってきたために、もっと根本的な治療を求めて来院されました。

ちょうど私のクリニックでＥＦＴのセラピーの体制が整ったところでしたので、その説明をしたところ、長年の闘病経験から、心理的問題として扱われることに疑問をもつようになっていたそうで、この「エネルギー／情報の問題」という見方に共感されて、すぐに始めることになりました。

ＥＦＴセラピーを続けていくと、嫌な感覚が薄皮をはぐように少なくなっていき、ちょっとした外出の範囲であれば、安定剤が要らなくなり、何と一番ハードルの高い飛行機にも安定剤を使用すれば乗れるまでに改善したのです。今では、半年に10錠程度の安定剤があれば十分なほどになっており、安定剤を使いながら安心して飛行機も利用しています！

ケース8

統合失調症傾向に至った聴覚過敏のＨさん（44歳、女性）

いわゆるスピリチュアル系に頼っていたが、投薬の必要性はなく、心理療法とオステオパシー（118頁）で徐々に改善。

感覚・聴覚過敏症に苦しむ

Ｈさんは、統合失調症の傾向で悩み、通常の医療も受けた経験がありますが、薬の副作用もあり、ホリスティックな方向の診察に訪れました。Ｈさんのように、向精神薬については、副作用で飲めない方や薬自体を避けたい方まで、多くの相談を受けます。

Ｈさんの「統合失調症傾向」という状態は、十数年前には一時期、かなり混乱状態が強かったようで、緊急の入院処置が必要だったそうですが、その後は、まだ仕事に従事してはいないものの、それなりに安定した状態で過ごしていました。

当時は20歳代で、アイデンティティの確立の途上にあったようで、自信がなく、いわゆる「自我が弱い状態」でもあったようです。

Hさんが気にされていたのは、自分は本当に統合失調症なのか、また、そうであったとしてもどの程度重症なのか、という点でした。

また、自分自身としても、もう少し改善したいという思いはあるようでしたが、そのうちわかってきたことは、両親からの経済的援助を受け続けているため、両親から早く治すようにとプレッシャーを受けていると感じているようだ、ということでした。それもあって、このまま医療を受けないままではまずいということで、せめてホリスティックな視点で対応してくれる医療機関に行き、両親に受診を再開したことを伝えることにしたのです。

このような経緯をこちらに伝えられる状態ですので、先ほどのHさんの気にしていた重症度については、それほどの重症ではなく、「自我の脆弱性」という点がポイントのような印象でした。

言葉の中に、「人からどう思われるか」とか、特に「アパートの下の階の人におかしいと思われているんじゃないか」「音を立てると周囲の住民に嫌がられる」などの表現が繰り返されました。

Hさんにとって、「自我の脆弱性」の問題とともに、「音」についての過敏性、つまり、「聴覚の過敏性」という要因が大きな問題のようでした。

そして、Hさんは、「自我の脆弱性」を改善したいために、当初は、心理カウンセリングも受けていましたが、次第に、いわゆる「スピリチュアル系」のカウンセリングに通うようになりました。

こういう流れになる方は、かなり多い状況だと思いますが、「スピリチュアル」という面は、本来はとても大事なものですので、内容によっては間違いとは言えませんが、現在流通しているものの多くは、通称「スピ系」と呼ばれる、あまり質の良くないもののような印象があります。

Hさんの通っている「スピリチュアル系」の内容は、インドのヴェーダンタ哲学にも通じる方向性もあり、根本的なところも押さえているようでした。が、本人のとらえ方で気になったのは、「現実は幻想」という「現実否定的」なとらえ方に向きがちな点でした。

心身両面から治療に取り組む

Hさんは、とても誠実で、生真面目な性格、生き方をしている方ですので、現在の日本社会のスタンダードな人とは方向性があまり合致していないために、種々の苦労が生じているようです。

とはいえ、誠実な人がすべて世の中でうまくいかないわけではありませんし、自分の価値観と照らし合わせて、自分の働き方や生き方、金銭面の目標などを決めて、人生を選んで生きていくことが、アイデンティティの確立とも言えます。

この方向性を決めたり、選んだりするために、スピリチュアルな面も含めて検討することは必要なことになるでしょうし、最近では、そのような意味合いの面を「スピリチュアリティ（霊性、精神性）」という言い方で分ける動きも出てきています。

ご両親は、まずは、医療機関への通院を再開したことは安心したようでしたが、Hさんが、通常の医療や心理カウンセリングを避けがちで、「現実否定的な価値観」に向かっているような印象をもったことも心配につながっているようでした。

そして、しばらく経ったある日、Hさんが、険しい表情で診察室に入ってきました。両親から、1回だけ大学病院などの通常の精神科で、今の医療機関で続けていくことでいいのかについてのセカンドオピニオンを受けて欲しい、という話があったというのです。

通常の精神科に受診して、嫌な思いをしたくないこと、場合によってはそのまま入院させられるのではないか、という不安・恐怖があるとのことでしたが、この状態では入院はまず絶対にないことを説明し、一度精神科に受診する機会をもつことでご両親は納得してくれるはずですよ、と促しました。

Hさんは、数か月後に某大学病院を何とか受診する決断をし、その結果として、「診断は統合失調症ということになるが、重症ではなく、今のまま薬を使わずに診察を続けていってよいでしょう」ということになりました。

これで、じっくりと治療に取り組める状況になりましたので、治療の柱として設定したのが「心理カウンセリング」という〝心〟へのアプローチと、もう一つ「クラニオ」（118頁）という〝身体〟へのアプローチも行ない、「心身両面」から取り組むという方向性でした。

「クラニオ」という身体へのアプローチは、とてもソフトなボディワークであり、身体への気づきを促してくれるとともに、心との関連性にも気づきを向けてくれる方向性をもっており、エネルギーワーク的な面もありますので、頭や心ばかりに注意がいかないためにも、そして感覚が繊細な（すぎる）Hさんには、とても適した組合わせになっていました。

ここで、「感覚が繊細」（すぎる）傾向、特に「聴覚の過敏性」をもつHさんのような人に対する「自律神経」の視点からの見解をご紹介したいと思います。

「自律神経」と「感覚・聴覚過敏性」

最近、自律神経の研究において、「ポリヴェーガル理論」という考え方が出てきています。自律神経は、興奮や活力の方向になる「交感神経」と、逆に鎮静やリラックスの方向になる「副交感神経」の2つからなることは知られています。

この「副交感神経」の中で、首からお腹までのとても広い領域を司っている代表的な神経が「迷走神経」です。この迷走神経は、英語で「Vagus nerve」と呼ばれます。「ポリヴェーガル」とは、ポリ（たくさんの）・ヴェーガル（迷走神経）という意味で、迷走神経は、1つではなく複数あるという知見のことで、具体的には、「腹側迷走神経」と「背側迷走神経」の2つに分けられています。

迷走神経は2つあるということだけでも驚きかもしれませんが、この考え方の素晴らしい点は、単に2つに分類していることではないことです。

先ほど、「交感神経」は興奮・活力で、「副交感神経」

は鎮静・リラックスと言いましたが、自律神経はこの両方からなっており、最も重要な働きは、生物として「危機に対処して生き延びること」です。

私たちがストレスや危機に直面したときに、対応しているのが、実は自律神経で、ストレス・危機が生じた際には、「闘う」か、そこから「離れる」という対処をします。これが、交感神経の「闘争か逃走」と言われる機能です。

しかし、この対処をする場合は、闘うとか逃げるという行動を起こせるレベル、いわゆる「重度のレベル」のストレスや危機の場合のときです。現実には、これ以外に「軽度のレベル」と「危機的レベル」のストレスがあります。

さらに、「危機的レベル」のストレスの場合はどうなるかですが、この場合は、動けなくなってしまうほどの脅威に遭遇した状況ですので、交感神経では対処できません。

ところで、もう一つの副交感神経は、一般的にはリラックスの神経というイメージになっていますが、実は、リラックスが行き過ぎると「脱力」とか「動けない」という状況にもなります。つまり、あまりの脅威に遭遇した場合には、私たちはとても耐えられなくなってしまうので、動けず、「凍りつく（フリーズ）」とか「失神（または擬死）」という状態になってしまうのです。このときに働いているのが実は副交感神経であり、その中心が迷走神経なのです。

小さい、または弱い動物が、肉食動物に襲われたときに倒れてしまう「擬死」という状態になることをお聞きになったことがあると思います。この働きは、迷走神経のうちの「背側迷走神経」という、古くから多くの動物がもっている機能なのです。

そして、もう一つの「軽度のレベル」のストレスですが、これが通常の社会生活上で日常起こっているレベルのストレス・危機のレベルのことです。このくらいのレベルの場合、いちいち闘ったり、逃げ出したりしませんし、ましてや凍りついたり、失神したりもしません。

診療の場合は、まずは、このストレス・危機のレベルを見分けることが必要になります。その際に「見る」「聴く」という機能が重要になるのです。

さらに、この軽度のストレスの場合、私たちは、相手とのコミュニケーションによって乗り越える対処をします。そのときには、まず、相手の言うことをよく「聴き」、そのうえで、「微笑んだり」「眼差しを向けたり」「言葉を発したり」します。

つまり、通常の日常生活上のストレス・危機のレベルにおいては、いわゆる社会コミュニケーションを行なうための聴く・見る・話すなどの機能を司る神経が大事になりますが、これらの機能を担っているのが、迷走神経の上部である「腹側迷走神経」と、脳神経の中の聴神経、顔面神経などであり、これらを合わせて「腹側迷走神経複合体」と呼ばれます。

その中でも、「聴神経・聴覚」は、最初のストレス・危機のレベルの判断の段階で、まずは働く重要な位置づけを担っているものだったのです。

このため、「聴覚過敏」の方は、ストレスに対しても過敏であり、弱い傾向になることがわかってきたのです。そして、逆に、重度のストレス・危機に遭遇した人は、その後、まず安全を確保することにウェイトを置くようになるため、結果的に「聴覚過敏」の状態になっていくこともわかってきたのです。

副交感神経の最新理論で症状をより正確に把握

このように、Hさんの症状・苦痛の多くが、聴覚に関係した問題であったことは十分うなずけることですし、先に聴覚過敏があったのか、後から過敏になったのか、あるいは両方の可能性があります。

そして、その見極めができなくても、まずは、「聴覚」の過敏性に対するケアを行なうことが必要になりますが、一方では、「安心感」を確保できるような環境（音の静かな、心地良い環境）や状況（仕事のストレスがなく経済的に安心できる状況など）をもたらすことによって、聴覚の過敏性がおさまっていくことがかなり重要なポイントになると言えます。

最後に、ポリヴェーガル理論の見解から、「ストレス・危機への対処」の順序を整理してみましょう。

(a) 軽度のストレス

相手の言っていることをきちんと「聴き」、親しみのある「表情を向け」、コミュニケーションの「言葉を話す」という「腹側迷走神経複合体」を働かせて対処する。

(b) 重度のストレス

このままそこにいては危険なので、「闘う」ことで勝つか、勝てない相手の場合は「逃げて」生き残るようにする「交感神経」を働かせる。

(c) 危機的レベルのストレス

重度のため、闘うことも逃げることもできず凍りついてしまっているが、そのままこのダメージを受け続けると生命的な危機に瀕してしまうので、「失神（擬死）」など「背側迷走神経」を働かせて対処する。

Hさんは、音への過敏性の症状（下の階の人にうるさいと思われているなど）が、一見、統合失調症の「幻聴」と類似していましたので、その見極めも重要なポイントでしたが、この「ポリヴェーガル理論」の見解を知ることで、Hさんの状況をより正確に把握することができたと感じます。

この結果、最近では、「そろそろ仕事をしたい」という相談を受ける状況にまで改善傾向になっているのは嬉しいことです。仕事を選ぶ際には、時間の長さや通勤時間も大事ですが、音の状況に留意して選択することも重要なポイントにしました。

第2章

ホリスティック医学の慢性症状との付き合い方

第2章では、「ホリスティック医学」の意味をご説明しながら、なぜホリスティック医学が「慢性病」に対して有用なのかについて、見ていきましょう。

まず、「ホリスティック(holistic)」とは、「全体的な」という意味の英語です。そこで、「ホリスティック医学」とは、「全体的な(視点の)医学」ということになります。「全体的な視点に立つ」ということを、もう少し突っ込んで考えてみましょう。「全体的な視点の医学」を言い換えますと、「全体的な視点から病気をとらえてその治療を行なう」ということになり、さらには、「全体的な視点から患者・人間を診る」ということにもなります。

この「全体的に病気や患者さんを診る」ということを表わす言葉として、以下のようなものが考えられます。

○「臓器」だけを診るのではなく「全身」を診る

この視点は、問題になっている「臓器」だけではなく、その他の部分も含めて全身を診るということで、「身体」を診る場合でも「身体全体」を診るということになります。東洋医学でよく言われる視点です。

○「身体」だけでなく「心」も診る

この視点は、病気や人間を診る場合に、「身体」だけではなく「心」も含めて診るということで、より広い視点をもっている姿勢になります。この視点に立つのが「心身医学・心療内科」になります。

そして、心のより深い領域を「魂・霊性」としてとらえて診る視点もあります。

○「個人」だけではなく「環境」も含めて診る

この視点は、今度は病気になっている「個人」だけでなく、「周りの人」や「環境」まで含めて診るという姿勢になり、より広い視点に立っていることになります。「社会医学」とか「環境医学」という領域ができています。

このように「全体を診る」といってもいろいろな視点がありますが、「body(身体)—mind(心)—spirit(魂・霊性)の統合体として診る」という表現も海外で使われているようです。

ここでは、この「body—mind—spirit」という個人レベルの視点に加えて、「環境」含めて全体的に診ることとして考えていきます。

1 ホリスティックな治療の手順

前述したように、ホリスティック医学では「body—mind—spirit—環境」という全体的な視点から、診断や治療を行なっていきます。

(1)「ホリスティック」な「問診」

まずは、「治療」の前に、「診察・診断」をホリスティックに行なうことが必要になります。そのために、私自身が普段行なっている「診察・診断」の流れに沿って説明していきます。

この「診察・診断」では、触診や検査なども含まれますが、最も基本になるのが「問診」、いわゆる「聞き取り」になります。この「問診」をホリスティックに行なう、ということが重要になります。

①「身体」の問診とチェック

ⓐ CMI健康調査表

まずは、「身体」についての問診ですが、患者さんにお話していただくだけでなく、初診時に、「質問紙法CMI（Cornell Medical Index）」を行なっています（図2—1）。

この質問紙は、アメリカのコーネル大学が作成した心身両面にわたる「健康調査表」です。前半で「身体」についてもれなく全身の症状を聞くことができ、後半では「心」の面も聞くことができるようになっています。

まず「身体」について、全部の症状を聞くことの意義ですが、前述したように、ある症状があった場合、その症状だけなのか、他の部位の症状も起こっているのかを全身から把握したいため、「身体」全部について答えていただくようにしています。

さらに、この質問紙の長所は、「身体」の症状と「心」の症状の「両方」を「同時」に聞き、その「相関」を

O

163　いつも心配ごとがあって困りますか。　はい　いいえ

163′　いつもそわそわして落着きませんか。　はい　いいえ

164　家族にくよくよする人が多いですか。　はい　いいえ

165　ちょっとしたことがすべて気にさわって気づかれしますか。　はい　いいえ

166　人から神経質だと思われていますか。　はい　いいえ

167　家族に神経質な人がいますか。　はい　いいえ

168　ひどい神経症（ノイローゼ）にかかったことがありますか。　はい　いいえ

168′　ひとりで外出するのは不安ですか。　はい　いいえ

169　家族にひどい神経症になった人がいますか。　はい　いいえ

170　精神病院に入院したことがありますか。　はい　いいえ

171　家族の誰かが精神病院に入院したことがありますか。　はい　いいえ

171′　癌、結核、梅毒などに対する恐怖心がありますか。　はい　いいえ

P

172　ひどくはにかみやか、又は神経過敏なたちですか。　はい　いいえ

173　家族には、ひどいはにかみやか、神経過敏な人が多いですか。　はい　いいえ

174　感情を害しやすいですか。　はい　いいえ

175　人から批判されるとすぐ心が乱されますか。　はい　いいえ

176　人から神経過敏な人間だと思われていますか。　はい　いいえ

177　人からいつも誤解されますか。　はい　いいえ

Q

178　友達にも気を許さないたちですか。　はい　いいえ

179　よく考えてから物事をするのではなく、いきなり想いつきでやる方ですか。　はい　いいえ

180　すぐかあっとなったり、いらいらしたりしますか。　はい　いいえ

181　たえず用心して心を落着けていないととりみだしますか。　はい　いいえ

182　ちょっとした事が勘《かん》にさわって腹が立ちますか。　はい　いいえ

183　人から指図されると腹が立ちますか。　はい　いいえ

184　人の言動が気にさわっていらいらすることがよくありますか。　はい　いいえ

185　自分の欲しいものが直ぐ手に入らなかったり、物事が直ぐ自分の思うようにならないと、かあっとなって怒りますか　はい　いいえ

186　ひどく腹を立てることがよくありますか。　はい　いいえ

R

187　よくからだがふるえますか。　はい　いいえ

188　いつも緊張していらいらしていますか。　はい　いいえ

189　急な物音で、飛び上るように驚いたり、ふるえたりしますか。　はい　いいえ

190　どなりつけられると、体がふるえたりすくんだりしますか。　はい　いいえ

191　夜中に急に物音がするとおびえますか。　はい　いいえ

192　恐《こわ》い夢で目がさめることがよくありますか。　はい　いい

193　何か恐しい考えがいつも頭に浮んできますか。　はい　いい

194　よく何の理由もなく急におびえたりしますか。　はい　いい

195　突然冷汗《ひやあせ》のでることがありますか。　はい　いい

S

196　細かい事によく気がつきますか。　はい　いい

197　几帳面な方ですか。　はい　いい

198　きれい好きですか。　はい　いい

199　何でも完全にしないと気がすみませんか。　はい　いい

200　戸締り・火の後しまつなど何回も確かめる方ですか。　はい　いい

201　手紙など何回も書き直したり、読みかえしたりしないと気がすみませんか。　はい　いい

T

202　嬉しかったり、悲しかったりする時非常に大袈裟に現す方ですか。　はい　いい

203　気が変り易いですか。　はい　いい

204　着物の好み、交際等が派手ですか。　はい　いい

205　仕事や遊び事にすぐあきる方ですか。　はい　いい

206　勝負事や遊び事にすぐ夢中になる方ですか。　はい　いい

207　好き嫌いは烈しい方ですか。特に対人関係食べもの等で。　はい　いい

208　友達や家の者にも嫉妬深い方ですか。　はい　いい

U

209　高いところに上るととても恐いですか。　はい　いい

210　閉めきった場所に入ると恐いですか。　はい　いい

211　人ごみの中に入ると恐いですか。　はい　いい

212　暗やみの中に入ると恐いですか。　はい　いい

213　ナイフ等の尖った物を見ると恐いですか。　はい　いい

214　その他特定の場所や物が恐い事はありませんか。　はい　いい

〈身体的項目〉
A＝目耳、B＝呼吸器、C＝循環器、D＝消化器、E＝筋骨格系、F＝皮膚、G＝神経、H＝泌尿・生殖器、I＝疲労、J＝病弱さ、K＝既往症、L＝生活習慣
〈心理的項目〉
M＝適応性、N＝抑うつ、O＝不安、P＝心配性、Q＝怒り、R＝緊張、S＝強迫傾向、T＝ヒステリー、U＝恐怖

（日大変法）（一部を抜粋）

CMI 健康調査表

CORNELL MEDICAL INDEX

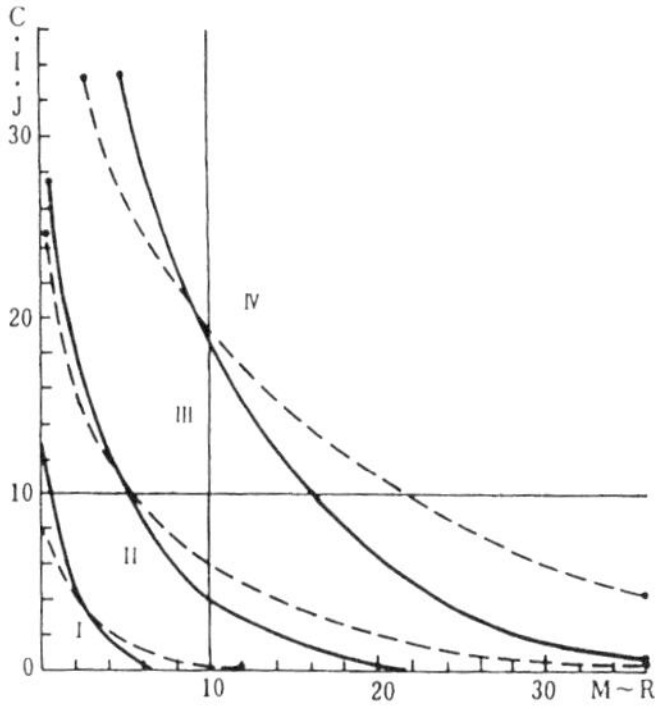

カルテ番号 No.

姓名

満年令　　　才　男　女　　職業

検査　　年　　月　　日

次の質問すべてに、はい、いいえのどちらかを○でかこんで答えてて下さい。特に気になることがらは◎をつけて下さい。

A	B	C	D	E	F	G	H	I	J	K	L
c. c. 10	resp. 22	circ. 14	dig. 30	b. m. 11	skin. 11	nerv. 20	uro. 15•16	fat. 7	sick. 9	past. 17	beh. 7

M	N	O	P	Q	R	S	T	U	
m. a. 14	dep. 6	anx. 12	hyp. 6	ang. 9	tens. 9	comp. 6	hy. 7	phob. 6	C.I.J.
									M～R
									Veg.

A

1 新聞を読むのに眼鏡がいりますか。　はい　いいえ

2 遠くを見るのに眼鏡がいりますか。　はい　いいえ

3 目先が真暗になることがありますか。　はい　いいえ

4 いつもまばたきしたり、涙が出たりしますか。　はい　いいえ

5 よく目が痛みますか。　はい　いいえ

5′ 目が疲れやすいですか。　はい　いいえ

6 よく目が赤くなったり炎症《えんしょう》を起したりしますか。　はい　いいえ

7 耳は遠いですか。　はい　いいえ

8 耳だれのあったことがありますか。　はい　いいえ

9 いつも耳鳴りがしますか。　はい　いいえ

B

10 よくせきばらいをしますか。　はい　いいえ

11 よくのどのつまる感じがしますか。　はい　いいえ

11′ よく声がかれたり出にくかったりしますか。　はい　いいえ

12 よく、くしゃみがでますか。　はい　いいえ

13 いつも鼻がつまっていますか。　はい　いいえ

14 いつも鼻汁が出ますか。　はい　いいえ

15 時々ひどく鼻血が出ますか。　はい　いいえ

16 ひどいかぜに、かかりやすいですか。　はい　いいえ

16′ よくのどが痛んだり、扁桃腺《へんとうせん》がはれたりしますか。　はい　いいえ

17 気管支炎のひどいのによくかかりますか。　はい　いいえ

18 かぜをひくといつもねこみますか。　はい　いいえ

18′ たんがよくでますか。　はい　いいえ

19 冬になるとかぜばかりひいて、困りますか。　はい　いいえ

20 よく鼻かぜにかかりますか。　はい　いいえ

21 ぜんそくがありますか。　はい　いいえ

22 いつもせ きが出て困りますか。　はい　いいえ

23 喀血《かっけつ》したことがありますか。　はい　いいえ

(24) ひどく寝汗《ねあせ》をかくことが時々ありますか。　はい　いいえ

25 慢性《まんせい》の胸の病気（結核《けっかく》以外の）にかかったことがありますか。　はい　いいえ

25′ 微熱《びねつ》がありますか。　はい　いいえ

26 結核にかかったことがありますか。　はい　いいえ

27 結核の人と一緒に住んでいたことがありますか。　はい　いいえ

C

28 医者から血圧が高いといわれたことがありますか。　はい　いいえ

29 医者から血圧が低すぎるといわれたことがありますか。　はい　いいえ

(30) 胸や心臓《しんぞう》のところに痛みがありますか。　はい　いいえ

(31) 動悸《どうき》がうって気になることがよくありますか。　はい　いいえ

(32) 心臓が狂ったように早くうつことがありますか。　はい　いいえ

(32)′ 時々脈が狂うことがありますか。　はい　いいえ

(33) よく息苦しくなることがありますか。　はい　いいえ

(34) よく息切れしやすいですか。　はい　いいえ

(35) すわっていても息切れすることがありますか。　はい　いいえ

36 足がひどくむくむことがありますか。　はい　いいえ

(37) 暑い時でも手足が冷えますか。　はい　いいえ

38 よく足がひきつることがありますか。　はい　いいえ

39 医者から心臓がわるいといわれたことがありますか。　はい　いいえ

40 家族に心臓のわるい人がいますか。　はい　いいえ

D

41 歯が半分以上ぬけていますか。　はい　いいえ

42 歯ぐきから血が出ますか。　はい　いいえ

43 今までにひどい歯の痛みがよくおこりますか。　はい　いいえ

44 いつも舌にひどい苔《こけ》が出来ますか。　はい　いいえ

44′ つばが出過ぎたり、口がカラカラにかわいたり、変な味がしたりしますか。　はい　いいえ

(45) いつも食欲がないですか。　はい　いいえ

図2―1　質問紙法で使う健康調査表

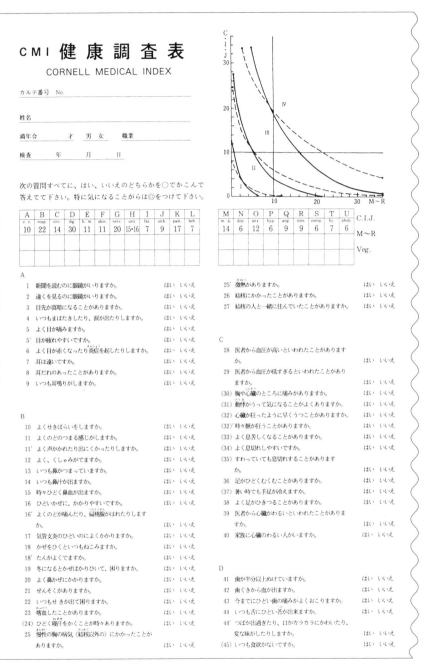

グラフで見ることができる点です。言い換えますと、心身両面の症状を聞くという「心身相関」（心と身体が相関関係にある）、「心身一如《いちにょ》」（心と身体は一体である）の視点に立っているところです。

この結果から、大きく

○主に「身体」の問題が中心
○主に「心」の問題が中心
○「身体」と「心」の両方の問題

という3つのどれであるかがわかります。これがわかりますと、原因・問題がどこにあるかとともに、心身両面のどこを中心に治療していけばいいかという「治療の方向性」を決めていくことができます。

また、この質問によって、「うつ傾向」や「不安」という結果として現われる症状だけでなく、原因となる「性格傾向」である「過剰適応」「心配性」「緊張」「強迫傾向（完璧主義傾向）」「好き嫌い」なども把握することができますので、より根本的な対応をすることに役立つことも素晴らしい点です。

(b)「自律神経」測定

また、私たちの健康を維持するための「恒常性維持（ホメオスタシス）」がきちんと働いているかが重要になりますが、その中心を担うのが自律神経系、内分泌系、免疫系の3つです。

内分泌系と免疫系は血液検査で確認することができますが、自律神経系は血液検査で測定できません。このため、「自律神経測定」という方法で、自律神経の状態をチェックするようにしています。

第1章の「ケース②」（18頁）の方が、まさにこの自律神経測定を活用して治療を進めていったケースとなります。

自律神経測定でわかることは、大きく次の2つです。

▼自律神経の「働き・力」

これは、「脈のゆらぎ」の程度を測ることでわかるもので、専門的には「心拍変動：ＨＲＶ（Heart rate variability）」という、脈波を測ることで得られる指標になります。

自律神経は、呼吸などいろいろな身体の動きに対応しており、例えば、呼吸では息を吸ったときと、息を吐いたときで、脈（心拍）が変動するようになっていますが、自律神経の働きが落ちてくると、この脈のゆらぎ（心拍変動）が小さくなってしまうのです。

「ケース⑧」（55頁）のところでご紹介した「ポリヴェーガル理論」などでは、さらに精度の高い指標として、迷走神経の働きをより反映する成分である、呼吸に伴う心拍変動成分の「呼吸性洞性不整脈：ＲＳＡ（Respiratory sinus arrhythmia）」に注目しています。

▼自律神経の「バランス」

自律神経は、基本的には交感神経と副交感神経の２つのシステムのバランスによって成り立っています。そして、通常は、この２つの神経の比率が、５対５か４対６、６対４くらいが至適と言われています。よく言われる「ストレス状態」のときには、通常は緊張状態が続いているため交感神経が高まってしまう状態になっており、この比率が８対２とか９対１くらいになってしまっている人が見られます。

一方、ストレス状態が長引いてしまい、疲労困憊状態になってしまった方は、やがて交感神経が働きにくくなってしまうようになり、逆にこの比率が２対８とか１対９くらいになってしまいます。第１章の「ケース②」（18頁）の方は、過労で倒れた当初は、交感神経がほとんど動いていないバランスだったのが、治療が進むにつれて４対６くらいにまで回復していきました。

最後に、意外と問題になるのが「自分の身体の状態がわからない、感じられない」という傾向で、これを「失体感症」と言い、実は慢性病になりがちな「心身症」になりやすい傾向となっています。

②「心」の問診とチェック

心療内科や精神科領域の病気だけでなく、通常の一般的な病気（内臓の病気や生活習慣病など）であっても、「心」の影響が見られることは、だいぶ理解されるようになってきました。単純に「緊張」や「不安」があるだけで、血圧が上がったり、胃腸の働きが落ちたりするなど、身体への影響や負担が出てきます。前述したCMIという質問紙法では、「緊張」「不安」「心配性」「強迫傾向（完璧主義傾向）」などを把握することができますので、こちらでも「心」の影響を見ることができます。

また、ドイツの医師たちが数千人の患者を調べてわかってきた「メタ・ヘルス」という知見では、もっといろいろな「感情」と病気の関係について解明していますメタ・ヘルスについては、第5章〈170頁〉で解説します）。

そもそも、「心」とは何でしょうか？ どのようにチェックしたらいいのでしょうか？ その方法や考え方には、いくつもの見解・理論がありますが、ここでは、統合医療のオピニオン・リーダーであるアンドルー・ワイル博士の考え方に沿ってご説明します。

ワイル博士は、「心」を4つに分けて説明しています。それは、「信念」「思考」「感情」「イメージ」の4つです。この4つの分け方が素晴らしいのは、前の3つの「信念」「思考」「感情」が、いわゆる「意（意思、意図）・知（性）・情」という「顕在意識」の3つになっており、最後の「イメージ」が「潜在意識（無意識）」になっていて、顕在意識と潜在意識の両方が含まれている点です。

(a) 信念

信念とは自分のポリシーのようなもので、言い換えますと、「意（意思、意図）」とも言えます。基本的には「何を大事にして生きているのか」、つまり「生きる意味・価値」のようなものになります。問診では、日常生活で、この「信念」を意識して生きているのかを確認します。そういう意味で、信念は、顕在意識の中に入ってはいるものの、半分、潜在意識の「魂」とか「ハイアーセルフ（高次の自己）」にもつながっているものと言えるでしょう。

また、ワイル博士は、「病気が治るか、治らないか」についてのその人の「信念」が重要だといっています。「口」では治ると言っていても、「心の中」では、もっと言えば「腹の底」では、本当にそう思っているかどうかが重要だとしており、そのことを「内臓レベルの信念」と称しています。そのためには、「治る」ということが自分のリアリティになっていることが重要なので、「実際に治った人と会う」ことを勧めています。

また、私は、診療において、ほぼ必ずお聞きするのが、〝自己評価・自己肯定感〟がどのくらいあるか、という視点です。現実には、多くの患者さんが、自分の長所についてはなかなか出てこないのに対して、「自己評価低いです」という答えは、「即答」に近いくらいすぐに出てきます。

(b) 思考

思考は、「知（性）」とも言えます。先ほどの「信念」は、もっていなかったり、足りなかったりする傾向がありますが、この「思考」のほうは、不足している人もいますが、逆に「考えすぎ」という傾向になっているのが一般的です。

何事においても「適度」が大事であり、考えが足りない「不足」ももちろん問題ですが、「考えすぎ」の「過剰」も問題となります。

また、考える「内容・対象」も問題になるところです。かなりの方は、後になって振り返ってみれば、実はそれほど重要とは言えないことに、多くのエネルギーと時間をかけてしまっている傾向があります。

ワイル博士は、思考は、人を「現在」から「過去」や「未来」に連れて行ってしまうことを指摘しています。確かに、考えることの多くは、「現在」のことよりも、「過去の出来事」や「未来どうなるか」になってしまうのが通常です。この問題となる「考えすぎ」から離れるために、「身体（ソマ soma）」があることがとてもありがたいことなのだと説明しています。「身体（ソマ）」があるおかげで、「今・ここ」につなぎとめてくれることになるからです。具体的には、「マインドフルネス（現在ただ今の体験をただ観ること）」の技法の代表的な2つが、「身体」をスキャンすること（身体を頭から下へ心の目で見ていくこと）、「呼吸」を追うこととなっているのは理にかなっています。

(c) 感情

現代人が最も悩んでいるのが、「情」とも言われる、この「感情」でしょう。「千々に乱れる」などという表現があるくらいですし、「心はコロコロ変わる、不安定なもの」とか「女心と秋の空」などというときには、「心」といっても、ほぼこの「感情」のことと言えます。

まずは、「感情的」という傾向、「感情に振り回される」傾向が強いかどうかを確認します。

一方、もう一つ問題になるのが、「感情を抑える」傾向です。実は、「心身症」になりやすい傾向として、「身体」の項で「失体感症」（69頁）という傾向を紹介しましたが、さらには「自分の感情・心がよくわからない」という「失感情症」という性質もあります。

ワイル博士は、その感情が、肯定的か否定的かということではなく、問題なのは「感情の抑圧や鈍麻だ」と説明しています。

(d) イメージ

以上に述べた信念、思考、感情は基本的に「顕在意識」の範疇でしたが（意識にのぼっているはずとはいえ、実は、先ほど紹介しましたように、感情をわかっていない人も少なくないですし、よく自分の信念がわからないので自分探しをする人も少なくないのですが）、このイメージは「潜在意識」の範疇となります。

したがって、通常の心理療法は顕在意識にのぼっていることについて言葉を用いて行なわれますが、「イメージ療法」という、言葉を用いないで行なう技法も必要性があります。

イメージには「正しいイメージというものはない」ことが重要です。「イメージがわくか」ということのほうが重要となります。「イメージ療法」を行なう場合、一般的に頭で考える傾向が強い人はイメージが出にくく、女性のほうがイメージを出しやすい傾向があります。

例えば、「ガンのイメージ療法」というのがありますが、このときに「白血球がガン細胞を処理するイメージ」を描いてみると、白血球そのものをイメージする人もいますが、もっと自由に「治癒力」として動物など人体とは違うものを描く人もおり、解剖学的に正確かどうかは、その効果には関係ないのが、イメージの性質のようです。

そして、診療においては、「エゴグラム」という「交流分析」における「自我構造」を知る質問紙も活用しています。前述したＣＭＩという質問紙が、その人の「心身の両面の症状」と「性格傾向」を診るのに対し、この「エゴグラム」は、「道徳・倫理感」「寛容性・母性（慈愛）」「合理性・客観性」「主体性・自由性」「協調性・依存性」の５つの各要素のバランスを見ることができますので、医療だけでなく、教育やビジネスの領域でも活用されています。

「心の安定」ということは大事なのですが、一方では、もともと心とは「一定せずに動くもの」であることも事実です。そういう意味では、「心」の段階だけでは不十分とも言え、次の「spirit（魂・霊性）」と言う、心のより深い領域のところも重要であると言えるでしょう。

③「魂・霊性」の問診とチェック

spiritは、直訳的には「魂」とか「霊性」ということになりますが、その人の心の背後にある「信念」「尊厳」という感じのことになり、よく「ハイアーセルフ（高次の自己）」などとも言われます。とはいえ、これは「身体」や「心」のように誰でもが認めているとは言えず、証明できるものではない要素となります。

しかし、科学的、物質的には証明できていないものではあっても（将来は証明できるようになるかもしれません）、何かそういうものがあるのではないかという認識の人も少なくなく、かつ、重要なものであるという位置づけになっていると言えるでしょう。

日本ホリスティック医学協会の２０１８年の年間テーマは、「魂の医療」でした。この「魂の医療」という言葉を使うことによって、今の時代が、重要な要素――それこそが「魂」と呼ばれる類のもの――を忘れたり、軽んじたりしたままの「人間観」や「人生観」になっていることで、種々の問題を生じさせていることに対して、それなりに警鐘を鳴らすことができるのではないかと考えたからです。

「魂の医療」という視点をもつと、どのような視点や価値観が生じるのでしょうか。それには、さまざまなものがあると思いますが、次の３つの点をあげたいと思います。

○物質ではない「非物質／エネルギー」にも視点・価値観が向く
○時間のスケールが「永遠」になる
○空間のスケールが「自然・地球」から「宇宙／あの世」にまでなる

「魂の医療」という表記をすることによって、私たちの視点・価値観が広がったり、深まっていったりすることになり、そのことによって「本質」につながる面が多々あると言えるでしょう。

④「環境」の問診とチェック

今までの「body—mind—spirit」の視点は、人間の見方を重層的にとらえる視点でしたが、私たちは、周囲の「環境」とつながっており、この環境からもさまざまな影響を受けていますので、「環境」という要因もチェックする必要があります。

通常、ひと言で「環境」と言いますが、実はこの「環境」という言葉はかなり広い意味合いで使われており、お互いに同じ「環境」という言葉を使っていても、共通の認識になっているかと言いますと、かなりあいまいと言えます。

ここでは、大きく次の3つに分けて検討していきたいと思います。

ⓐ家庭環境

環境の中でも、まず一番基本になるのが「家庭環境」です。「家族との関係」、そして「家庭の住環境」（住居の構造や住みやすさなど）はどうでしょうか。この「家族」「家庭」という要素は、基本であるとともに、影響力や密度が濃い要素ですので、かなり重要な要因になっている場合が少なくありません。心理学や精神分析などでは、この要因について深く掘り下げて追究しているのはご存知かと思います。

ⓑ社会環境

これには、大きく「職場環境」（学生なら「学校環境」）と「地域環境」があります。

職場（学校）環境……仕事上の問題となる上位の3つは、「人間関係」「仕事の質」「仕事の量」と言われており、仕事をしている職場は人間の集まりですので、最も問題になるのは、やはり職場の人間関係や職場の雰囲気であることが統計でわかっています。

地域環境（コミュニティ）……そして、住んでいる地域の住環境や人間関係も一つのポイントになります。「触れ合いのある地域コミュニティ」では健康度が高い、という報告があります。

⒞ 自然環境

現代の日本人の多くは、都市部に住み、自然との触れ合いが少ない状況になっており、今では「自然欠乏症」という見方も起こっています。さらに、広げて考えてみますと、私たちは「地球環境」や「宇宙の影響」も受けていると言えます。ジェームズ・ラブロックという学者は、地球を生きている生命体ととらえて「ガイア」という概念を提唱しており、私たちもこの「地球生命体・ガイア」の一員であるという認識が必要であることを指摘しています。

そして、「環境の良し悪し」というより、「環境との関係の取り方・関係性」が重要になってきます。例えば、日本の気候風土は、夏は「高温多湿」という環境ですので、空調を用いて対処するとともに、「床が高く、風通しの良い住居」にするという対策・知恵を実践しているか、という視点です。

また、環境・世界を理解する視点が、とかく狭くなっているときに、悩みや苦痛をもちやすい傾向がありますので、「広い視点」「客観的な視点」「俯瞰的な視点」をもつことはとても役立ちます。

例えば、自分中心の視点ばかりになっていることに気がつき、物事を多面的にとらえるために、「私」という「1人称の視点」だけではなく、「私たち」という「2人称の視点」、「それ」という「3人称単数の客観的な視点」、さらには、「それら」という「3人称複数の制度・システムの視点」という、4つの領域からとらえる考え方をしている「統合(インテグラル)理論」の視点も役立ちます（「統合理論」については、第5章〈164頁〉で説明します）。

以上のように、まずは、「しっかりした問診」を行なうことにより、患者の状況をつかんだうえで、種々の「検査」も行ない、そのうえで「診断」をして、「治療」に進むことが重要だと言えます。

次に、「ホリスティックな治療」を行なうとはどういうことなのかについてですが、基本的には次のような位置づけ・順番で治療を考えていくことが、「ホリスティックな治療」の一つのモデルになると思いますので、ご紹介したいと思います。

以下は、心身一体療法研究所の本宮輝薫所長の見解をもとにして、多少改変したものです。

(2)「ライフスタイル・生活習慣」を見直す

「ライフスタイル・生活習慣の改善」と言いますと、実は「治療」と思っていない人が結構多いのではないでしょうか。そのことからも、今の医療は、何か大がかりなものや、やってもらうことが治療だ、と思うようになっていることがわかります。

しかし、近年になって、以前は「成人病」と呼ばれていた病気が「生活習慣病」と改称されたように、「生活習慣」というものが病気の原因となることが判明し、その結果、「ライフスタイル・生活習慣の改善」が治療の基本になりました。

そして、重要なことは、これは生活習慣病に限ったことではなく、多くの病気の治療に「ライフスタイル・生活習慣の改善」が共通して必要であり、基盤となるということです。

①「衣・食・住」と「活動・休息」

まずは、生活の基本の基本が「衣・食・住」になりますが、それらが、自然に即したもの、気候・環境に適したものになっているかという視点が重要です。

例えば、「衣」であれば、清潔さや暖かさや通気性が適切であるかどうか、また「食」は基本的に1日2～3食を決まった時間に摂取しているか、また「住」では清潔さや温度・湿度や日当たりなどが適切かどうかなどです。

そして、「活動・休息」という「動」と「静」のバランスも重要です。最近では、とかく「リラックス・休息」が注目されますが、人間は動物ですので、「適度な活動」も重要なのです。そして、「活動」には、端的に「身体活動・運動」という面と、仕事や人間としての「社会活動」（仕事やグループ活動など）という面があります。

また、「休息」は、「睡眠」と「休憩」と「休養」とに分けて意識することも有用です。

まずは、「睡眠」を、ある程度の「時間」（5〜8時間の間で個人差があって結構です）とることと、時間だけでなく「深く眠る」ことが重要です。

そして、活動の間に適度に「休憩」をとること（数時間に1回くらい）が重要です。忙しい人はとかく「休んでいる暇はない」と言いがちですが、実は逆であり、「忙しくても、休憩しながらであればできる」という視点が重要です。

また、「休養」は数日から数週間の休みのことですが、本来「休んで養う」という意味であり、今現在のためだけでなく、「未来のために」適度に休んで養うという価値があることを認識しましょう。

②生活リズム

これは、「睡眠のサイクル」から始まりますが、「寝る時間」と「起きる時間」で言いますと、特に「起きる時間」を一定にして、「体内時計を安定させる」ことが重要になります。そして、起きる時間が一定になれば、「食べる時間」も一定になるため、内臓が規則的に働きやすくなります。

生活のリズムを一定にさせると、身体が働きやすくなりますので、病気療養中の人にとっては（また、健康を保ちたい人にとっては）大事なことになります。

③「エネルギーの過剰使用」の是正

ワイル博士は、「治癒系が低下する原因」として、「エネルギー不足」をあげていますが、その中に「エネルギーの過剰使用」をあげています。これは、「オーバーワーク」（ワーカホリック）、「過淫」、「興奮剤の嗜癖的使用」（アルコール、煙草、カフェインの過剰使用）と、やはり先ほどあげました「休憩と睡眠の不足」です。

ワイル博士は、「治癒系を阻害する8大要因」として、エネルギー不足、循環不全、浅い呼吸、防衛障害（免疫の低下）、有害物質、（仮性）老化、心理的問題、精神・霊的な問題をあげています。「エネルギー不足」としては、先にあげた「エネルギーの過剰使用」の他に、「代謝エネルギー不足」があり、それに該当するものとして「誤った食生活」「消化障害」「浅い呼吸」の3つをあげています。私たちは何か症状や病気が生じると、とかくすぐ「何か治療法はないか」と探しがちですが、この「ライフスタイル・生活習慣の改善」を行なうことによって、症状や病気を引き起こしている「治癒系を阻害する要因」を軽減することができるのだ、という認識が重要なのです。

理屈はわかるわけですが、「わかっちゃいるけどやめられない」という有名なフレーズがありますように、実は「わかったからといって素直にできない」という面があるのが人間ですので、このことは意外に難しいということを心得ておく必要があります。このため、安易に「これを飲めば、これを使えば、治る」という「スーパー・サプリ／商品」が後を絶たない状況になっているのでしょう。

根本的に考えてみれば、原因となっている「ライフスタイル・生活習慣」をそのままにしておいては、どんなに良い治療法を行なっても、ざるのように漏れていってしまうわけですので、まずは「治癒系を阻害する要因」を改善するために「ライフスタイル・生活習慣の改善」に取り組むべきなのです。

(3)「養生・セルフケア」を実践する

前述の「ライフスタイル・生活習慣の改善」を行なうことで、ある程度の成果が見られます。しかし、すべてを解決できるわけではありませんので、次に、「養生・セルフケア」を実践したいところです。

「養生」というと、ちょっと古めかしいイメージの健康法という印象かもしれません。しかし、正確には「養生」とは、単なる健康法ではなく、「生（いのち）を養う」と書きます。つまり、「生きること」や「生命力」を養う、という感じになり、健康法より奥深さがあり、「生き方」とか「人生観」のようなものも含まれることなるでしょう。

わが国には、有名な貝原益軒の『養生訓』という教えがありますが、これにも単純な方法という感じを超えた、「訓」という文字が使われています。しかし、あまり難しくとらえられてしまうのもいけませんので、具体的な取り組み方・視点をNPO法人日本ホリスティック医学協会のホリスティックヘルス塾のテキストから紹介してみましょう。

この中では、「一般的な養生」と「養生法」の両方をあげていますが、「一般的な養生」としては、

○心理的ケア
○睡眠・休息
○運動習慣
○生活リズム
○自然の癒し
○食べ物（食養生）

の6つの視点から取り組むことを勧めています。これらは、先ほど学びました「ライフスタイル・生活習慣の改善」と一部は重なっています。

そして、中国医学の「養生」の考え方には、

◎運動にいそしむ（勤運動）
◎気功を練習する（練気功）
◎飲食を節制する（節飲食）
◎心をのびやかにする（暢情志）
◎起居を慎む（慎起居）
◎環境に合わせて暮らす（適環境）
◎薬物で補う（補薬物）

というような、生き方に関する知恵があげられています（NPO法人日本ホリスティック医学協会ホリスティックヘルス塾テキスト『ホリスティックにめざめるとき』より）。

主にガン治療の領域で、日本のホリスティック医学を先導してこられた帯津良一先生も、ガン患者さんの学びの場を「養生塾」と名づけていらっしゃることからも、その重要性はよくわかります。

まずは、この基本的な「一般的な養生」に取り組んだうえで、次の「養生法」に目を向けていきましょう。

①養生法

この「養生法」とは、主に東洋で行なわれてきた「呼吸法」「気功」「ヨガ」などを指します。

しかし、必ずしも東洋のみで行なわれてきたとは言えず、イタリアのサレルノというところの医学校では、11世紀末に、「サレルノ養生訓」という教えができています。

また、西洋では、「リラクセーション法」とか、「自律訓練法」「筋弛緩法」などの養生的な方法が開発されています。

(a) 呼吸法

養生法の具体的なものとして、まず「呼吸」があげられます。「呼吸の数で寿命が決まる」とか、「深い呼吸をすると自律神経にいい」など、健康の鍵としていろいろ言われるのが呼吸です。

▼深呼吸

まず、一般に「深呼吸」がいいと言われますが、「普段の無意識の呼吸」は脳幹が、そして、「意識して行なう深呼吸」は大脳皮質が担っており、脳の中で担当する部位が違うのだそうです。

そして、大脳皮質を介する「意識的な深呼吸」は、体内の酸とアルカリのバランス調節機能が作動しなくなるのだそうです。二酸化炭素量が一定に保たれることで身体の機能が作動しているため、酸性に傾くと酵素の働きが悪くなるなどの影響もあるので、「深呼吸は2〜3回」にとどめたほうがいい、という呼吸神経生理学の専門家である東京有明医療大学の本間生夫《いくお》学長の見解もあります。

▼腹式呼吸

次に、健康にいいとされる「腹式呼吸」についてです。

「吸気」は、肋骨を開いて広げるか、横隔膜を収縮させて下げることで、胸郭が広がることによって肺が膨らむ状態になりますが、「腹式呼吸」では、主に横隔膜を収縮して下げることを行ないます。一方、「呼気」では、腹筋の収縮によって内臓を上昇させることで、お腹が引っ込むとともに、横隔膜が弛緩して上がり、肺が収縮します。

横隔膜を収縮して下へ動かすと、お腹が前方へ出るため、あたかもお腹で呼吸しているように感じられることから「腹式呼吸」と言われますが、決して内臓で呼吸しているという意味ではありません。

これが、腹筋をはじめとする全身の筋肉の弛緩を促し、さらに内臓への刺激ともなることから、さまざまな健康法などと結びついています。

しかし、肺は自分では収縮できず、20種を超える肺周囲の筋肉（呼吸筋〈肋間筋と横隔膜〉と呼吸補助筋〈大胸筋や胸鎖乳突筋など〉）を使って収縮させることで呼吸を行なっていることから、先述の本間氏は、メインエンジンは肋間筋と呼吸補助筋であり、腹式呼吸で使う横隔膜はサブエンジンであるため「胸式」の呼吸もまた重要である、としています。

普段の無意識での「胸式呼吸」をゆっくりと行なえるようになり、ときに「深呼吸」や「腹式呼吸」も意識的に行なうようにする、など両方の視点をもつといいでしょう。

▼自律神経から見た「ワンツー呼吸法」

これは、「吸気のときには身体を緊張させる交感神経が優位になり、呼気のときにはリラックスさせる副交感神経が優位になる」という自律神経の働きを応用した呼吸法です。

順天堂大学医学部の小林幸弘教授が提唱したもので、息を吐く時間を吸うときの2倍の長さで行なうため、「ワンツー呼吸法」と呼ばれ、副交感神経が刺激され、リラックスするようになります。

▼ワイル博士の提唱する呼吸法

ワイル博士が「くつろぐ呼吸」として提唱している「4・7・8呼吸法」は、先ほどの吸気（4の長さ）より呼気(8の長さ)が2倍の長さということに加えて、吸った後に息を止める「保持」の時間（7の長さ）をとります。呼吸のサイクルの中に、「息を止める・保持」という要素を入れることで、また違ったリズムになります。

ワイル博士は、呼吸をとても大事に位置づけており、体内にスピリットが宿っている証拠として呼吸をあげ、呼吸は、「身体と心をつなぎ、意識と無意識をつないでいる」として、「いのちと活力の源である」としています。そして、「スピリット」と「呼吸」が同じ言葉で表わされる言語は、サンスクリット語のプラーナ、ギリシャ語のプネウマ、ヘブライ語ではルーアッハ、そして、ラテン語はまさにスピリトゥスなど、数多いことをあげています。

「呼吸法」は、養生法の基本となっているもので、単に呼吸法だけではなく、次に紹介するさまざまな代表的な養生法の基盤は、すべて呼吸が基本になっています。

(b) 気功法

「気功」とは、「練功」という言葉もありますように、まさに「気を練る」ことを目的とした中国の伝統的な鍛錬法を総称したものです。

中心となる「3つの要素」は、

○調身（姿勢）
○調息（呼吸）
○調心（意識・意念）

であり、「身体」と「呼吸」と「心」の3つにわたって整えるものです。

また、方法として、自分自身で行ない、自らの気をコントロールする方法を「内気功」と言い、一方、気功療法家によって人が必要とする気を外から補ってコントロールする方法を「外気功」と言います。養生法・セルフケアとしては、自分で行なう「内気功」となります。

内気功には、たくさんの種類があり、中にはガンの患者さんのための「郭林・新気功」などのようなものもあり、よく似ているものに「太極拳」がありますが、こちらは、元は武道の拳法であったものが健康用に普及したものです。

私が森林療法（131頁）のときに行なっているわかりやすい「補気養生功」（図2―2）をご紹介します。これは、中国の黄美光氏が普及に努めたものです。

①肩幅に足を広げて立つ。
②準備として、左右に腕を振り回す動作を2、3分行なう（リラックス、脱力のため。スワイショウと言われる）。

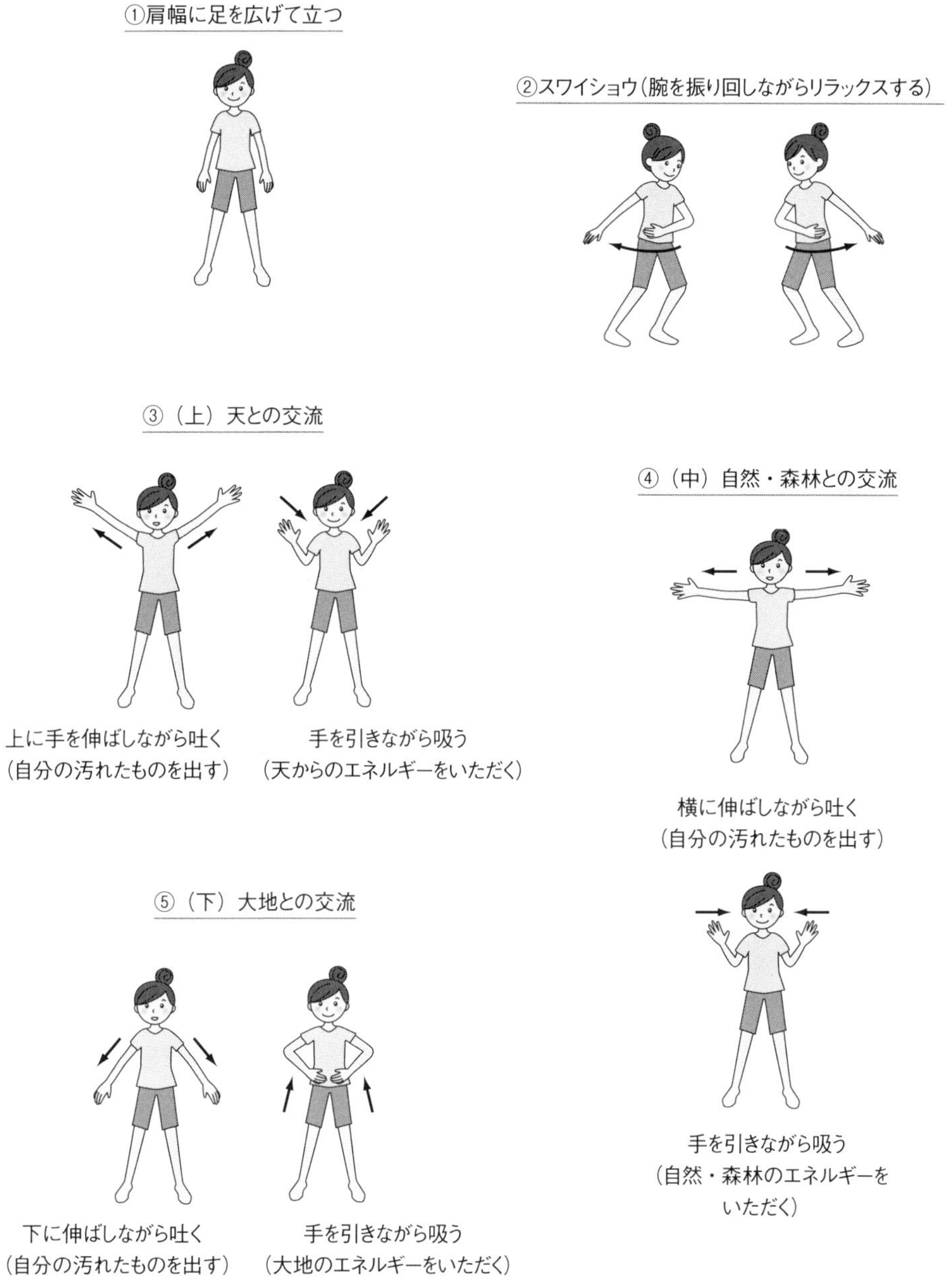
①肩幅に足を広げて立つ
②スワイショウ（腕を振り回しながらリラックスする）
③（上）天との交流
上に手を伸ばしながら吐く
（自分の汚れたものを出す）
手を引きながら吸う
（天からのエネルギーをいただく）
④（中）自然・森林との交流
横に伸ばしながら吐く
（自分の汚れたものを出す）
手を引きながら吸う
（自然・森林のエネルギーを
いただく）
⑤（下）大地との交流
下に伸ばしながら吐く
（自分の汚れたものを出す）
手を引きながら吸う
（大地のエネルギーをいただく）

図2−2　補気養生功のやり方

③第1の動作（上の動作）「天から気をもらう」……両手を頭上に向かって上下させる。呼吸は手を上げるときに自分の汚れたものを吐き出す感じで吐き、下げるときに天からエネルギーをいただいていると感じながら吸う。

④第2の動作（中〈横〉の動作）「自然・森林から気をもらう」……両手を左右に伸ばしたり引いたりする。呼吸は手を伸ばすときに自分の汚れたものを吐き出す感じで吐き、引くときに自然・森林からエネルギーをいただいていると感じながら吸う。

⑤第3の動作（下の動作）「大地から気をもらう」……両手を足元に向かって上下させる。呼吸は手を下げるときに自分の汚れたものを吐き出す感じで吐き、上げるときに大地からエネルギーをいただいていると感じながら吸う。

「天」「自然・森林」「大地」という自然界の3つからエネルギーをもらい、自分の汚れたものを返して浄化してもらう、というもので、動作も3つしかなく、誰でもできる気功法です。

また、最後に、大地との交流をすることによって、上がってしまっている気を落ち着かせるようになっており、いわゆる「グラウンディング（地に足をつけてしっかりと現実を生きる）」にもなるのが素晴らしい点です。通常は、8回で1セットですが、2セットくらい行なうようにしています。

(c) ヨガ

ヨガは、古代インド発祥の伝統的な宗教的行法で、心身を鍛錬によって制御し、精神を統一して古代インドの人生究極の目標である輪廻転生からの「解脱（モークシャ）」に至ろうとするものです。構成としては、大きくは「体位法（アーサナ）」「呼吸法（プラーナーヤーマ）」「瞑想」からなっており、最終的な目標は「瞑想」となっています。

1990年代後半から世界的に流行している、身体的ポーズ（アーサナ）を中心にしたフィットネス的な「現代のヨガ」は、宗教色を排した身体的なエクササイズとして行なわれていますが、「本来のヨガ」はインドの諸宗教と深く結びついており、バラモン教、ヒンドゥー教、仏教、ジャイナ教の修行法でもありました。

インドの出家者ヴィヴェーカーナンダは19世紀末にジュニャーナ、バクティ、カルマ、ハタを「4大ヨガ」として、その総称をラージャ・ヨガとしましたが、後にラージャ・ヨガは第5のヨガを指す言葉とされ「王のヨガ」とも言われるようになり、今日ではラージャ・ヨガは『ヨーガ・スートラ』に示される古典ヨガと同義とされています。

▼ジュニャーナ・ヨガ

「知のヨガ」。聖典『バガヴァッド・ギーター』で説かれた解脱に至る3つの道のうちの1つで、正しい知識を学び、正しく認識することによって解脱に到達するとされている。

▼バクティ・ヨガ

「信のヨガ」。バクティ（信愛）を精神的支柱とし、有神論のヨガであり、神への絶対帰依と全き信愛を重視する宗教的なヨガ。神の恩寵によって解脱に到達するものとされ、『バガヴァッド・ギーター』では3つの道のうち最後にあげられ、最も重んじられている。

▼カルマ・ヨガ

「行のヨガ」。日常生活を修行の場ととらえ、行為（カルマ）の結果としての報酬を求めず、願いをもたず、ただ各自の義務・本務（ダルマ Dharma）を行なう実践倫理のヨガ。『バガヴァッド・ギーター』で説かれた解脱に至る3つの道のうちの1つであり、出家者向けでなく在家者のための教え。

▼ハタ・ヨガ

「ハタ」は「力《ちから》」を意味する。アーサナ（姿勢）、プラーナーヤーマ（呼吸法）、ムドラー（印・手印や象徴的な体位のこと）、クリヤー／シャットカルマ（浄化法）、バンダ（制御・締め付け）などの肉体的操作により、深い瞑想の条件となる強健で清浄な心身を作り出すヨガ。ラヤ・ヨガはハタ・ヨガの奥義とされ、これをクンダリニー・ヨガとも言う。

そして、これらをまとめたものでもあり、「王のヨガ」とも言われるのが「ラージャ・ヨガ」です。

▼ラージャ・ヨガ

「ラージャ」は「王の」という意味。「マハー（偉大な）・ヨガ」とも呼ばれる。パタンジャリの『ヨーガ・スートラ』は、ヨガには以下の8部門があると説いている。

○ヤマ（禁戒）
○ニヤマ（勧戒）〜ヤマ、ニヤマは「生活法」
○アーサナ（座法）〜「体位法」
○プラーナーヤーマ（調気、調息）〜「呼吸法」
○プラティヤーハーラ（制感）〜これ以降が「瞑想」
○ダーラナー（凝念）
○ディヤーナ（静慮）
○サマーディ（三昧）〜「解脱」の境地へ

このように、「生活法」から始まり、「体位法」「呼吸法」を行なって「瞑想」を行なえる準備をして、最終的に「解脱」に向かうという一連の流れがあります。

近代インドでは、体位法だけを行なっていたハタ・ヨガ（あるいはクンダリニー・ヨガ）とその実践者は、不審で望ましくない、危険なものとして避けられる傾向にありました。

(d) 瞑想

「瞑想」は、基本的には「自分と向き合い、心のもち方や考え方に深く気づく」ことを目的としており、多くの種類があります。

ワイル博士は、「瞑想は思考への耽溺《たんでき》を打ち破る方法」であり、本質は「一定方向への集中」であるとしています。そして、具体的には「注意を何らかの対象——呼吸・身体感覚・視覚イメージなど——に集中させること」であるとしており、呼吸、身体感覚に集中する方向は「マインドフルネス瞑想法」（仏教の瞑想を発端としながら、シリコンバレーで発展を遂げ、最近は企業が取り入れている瞑想法）と共通しています。

とはいえ、瞑想中は穏やかな心の状態になれたとしても、一生そのままの状態で過ごせるというわけにはいきませんので、ワイル博士は「心が『今、ここ』から離れていることに気づいたときは、いつでも注意を身体に、呼吸に向ける習慣をつけていただきたい」と説明しています。

そして、ここで、もう一人ホリスティック医学のオピニオン・リーダーであるリチャード・ガーバー医師の瞑想の見解をご紹介したいと思います。リチャード・ガーバー医師はアメリカ人で、循環器を専門としながら、ワイル博士も推奨している大著『バイブレーショナル・メディスン』（日本教文社）を弱冠30歳を少し超えた年齢で書き上げたという俊才です。

ガーバー医師はまず、瞑想はリラクセーション法として多くの人びとが実践しているテクニックであるが、実はそれ以上のものであると説明します。つまり、瞑想は、心身にリラクセーションをもたらすだけでなく、「ハイアーセルフ（高次の自己）」に対して心を解放する作用があるとしています。

「瞑想の習慣化によって、エネルギーブロックの原因をさぐることが容易になり、人生における重要な課題の習得に際して助けになる」と言います。

さらには「毎日の瞑想は非常に効果的であり、深いリラクセーション状態を達成し、心理的ストレスの悪影響を受けにくくする。何年もの間、瞑想を続けてクンダリニーの活性化に成功すれば、究極のストレス解消法を習得したことになる」としています。その理由は、クンダリニーが活性化すると、脳の神経回路が再編成され、小さなストレスやトラウマが蓄積することはなくなるためである、としています。

瞑想には、さまざまな種類があり、また、分類もさまざまですが、ここでは、ガーバー医師のわかりやすい分類をご紹介します。

▼受動的瞑想法

これは、通常のイメージの瞑想法で、静かに座り、心を集中させるタイプの瞑想法です（写真2―1）。その際に、集中するために、呼吸や身体に意識を向ける方法も含まれます。心を静かにすることによって、ハイアーセルフが発信している「内なる知恵」に耳を傾けることがしやすくなります。また、学習力やコミュニケーション力が向上するとしています。

そして、受動的瞑想テクニックの一つとして「マントラ（真言）」を唱える方法をあげています。マントラに集中することによって、心から思考が追い出され

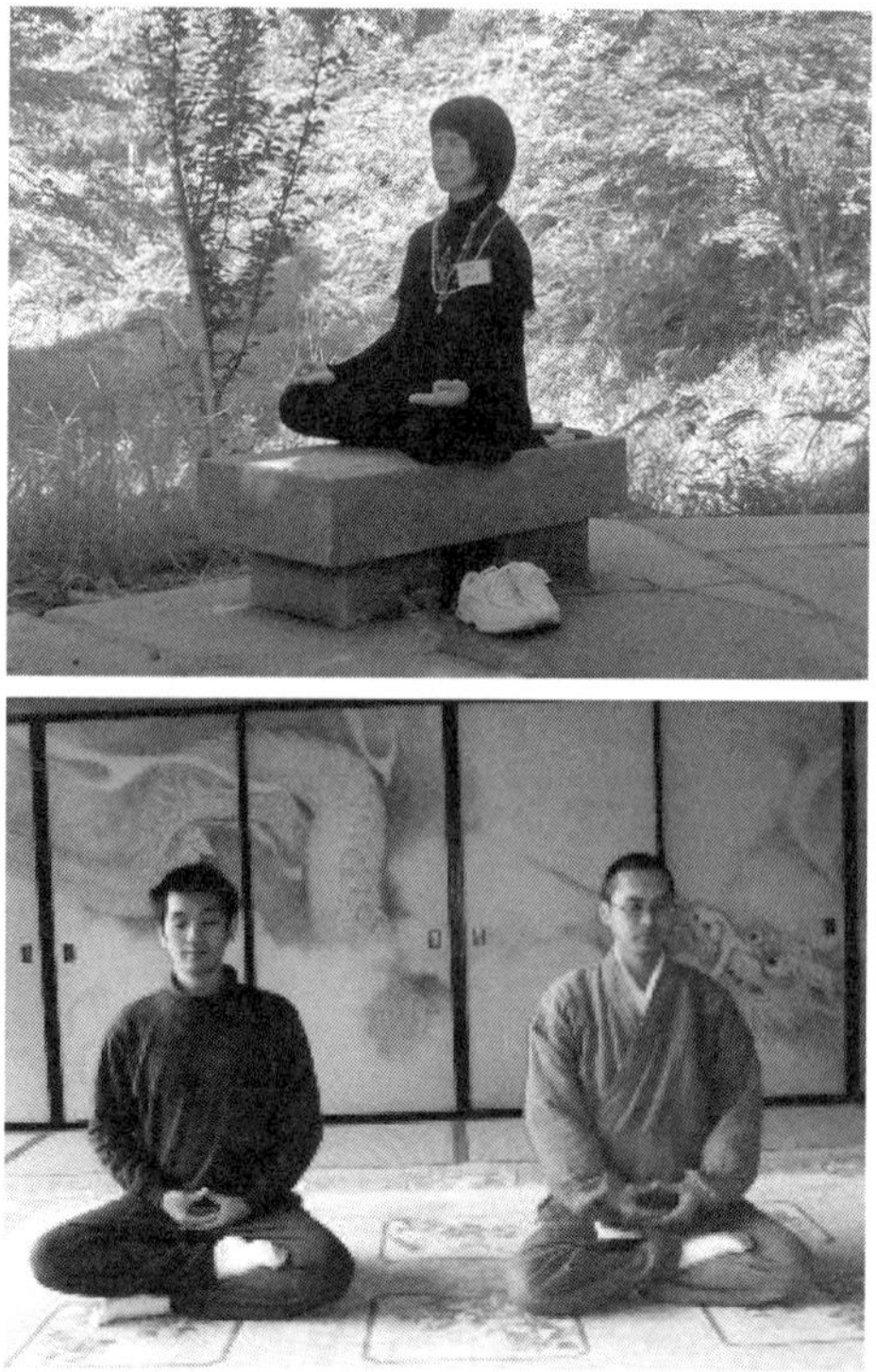

写真2−1　瞑想の風景
上：屋外、下：室内

るだけでなく、特定のマントラは意識をより高い霊的レベルへと引き上げる作用をもっているとのことで、具体的な身体への作用としては、神経系に微妙な影響を与えることで、脳の変化が意識構造を変えるとしています。

▼能動的瞑想法

これは、ただ座って心を集中させるだけではなく、「創造的イメージ法」や「ビジュアライゼーション」（視覚化法）や、「高次学習」（ハイアーラーニング）が含まれます。

例えば、真言密教の「阿字観瞑想」という「あ」という文字を見つめる瞑想法もその初歩的なものとされ、その上位には、日輪観や月輪観《がちりんかん》などのような高次の瞑想法があります。

このように、瞑想は、リラクセーションの中でも優れたものであり、瞑想を続けることによって、ワイル博士が指摘した「治癒系を阻害する要因」である循環不全、浅い呼吸、防衛障害（免疫の低下）、（仮性）老化、心理的問題、精神・霊的な問題などを徐々に減少させていく効果も期待できます。

しかし、安易に何となく取り組むと、心を静めるどころか、逆に心がさまよって思考に戻ってしまうこともあり、リラクセーションと比べると、難しい面もありますので、集中するための呼吸や身体感覚などを活用するなどに留意して行ないましょう。

②リラクセーション法

それでは、ここで、参考として、「リラクセーション法」について、少し紹介しておきましょう。

わが国では、「リラックス」とか「リラクセーション」というと、ただ何もせずゆっくりする（休憩する）とか、何かを楽しむこと、といったイメージになりがちです。しかし、本来の「リラクセーション法」は、「法」となっているように、きちんと手段や構造をもっているものです。

一般的な方法は「深呼吸する」ことから始まり、腕などを実際に緊張させてから弛緩させる「筋弛緩法」、さらにはイメージを用いる方法などがあります。このため、単なる「休憩」とは異なるものとされ、生理的な効果も認められていますので、瞑想法まではいかなくてもリラクセーション法だけでも、それなりの効果をもたらしてくれると言えます。

③森林浴

また、もう一つ似たものとして、自然の中で行なう、気持ちの良い「森林浴」についても少し紹介します。

これは、約30年前に、ときの林野庁から「森林の香気を浴びて、精神的なやすらぎと爽快な気分を得ること」として、日光浴や海水浴になぞらえて作られた言葉です。森林浴によって、心が落ち着くとともに、人によっては爽快になり活力が増すという効果も生じるもので、自然の中で行なう点が魅力となっています。

実際には、森林でリラックスとともに、組合わせとして、先ほどご紹介しました気功（「補気養生功」だけでなく、「三円式気功」や「樹林気功」など）、そして「森林ヨガ」などを行なうこともできます（詳細は、植物療法の中の「森林療法」〈131頁〉の項で説明します）。

(4)「バランス」を回復して、「自然治癒力」を引き出すための自然療法・代替療法

そして、「ライフスタイル・生活習慣の改善」と「養生・セルフケア」の次に位置づけておきたいのが「バランスを回復させ、自然治癒力を引き出す自然療法・

代替療法」です。

今まで紹介してきたことよりも、もっと専門的で療法的な手段・方法となるもので、通常「○○療法」と言われる治療法になります。しかし、「療法」と名がついていても、いわゆる現代医学の療法とは異なり、「バランスを回復させること」や「自然治癒力を引き出す」アプローチを行なうのが特徴です。

このいわゆる「代替療法」には、多くの種類がありますので、具体的には次章で紹介します。

(5) 現代医学の療法

これまで述べた「ライフスタイル・生活習慣の改善」「養生・セルフケア」「自然療法・代替療法」などで十分な効果が得られないときには、局所的な効果の高い現代医学も必要になる場合があります。

具体的には、投薬治療や処置・手術などの治療法です。現代医学に対して拒否的な人もいますが、どの療法も完全ではなく、それぞれの長所があるものです。

例えば、お腹の軽い不調に対して種々の自然療法を行なうのはいいでしょうが、腹膜に破けてしまった盲腸の場合は、現代医学の緊急手術を行なう必要があります。

ワイル博士には、「現代医学に治せない病気を現代医学の医師に診せるべからず。現代医学が得意とする病気で代替療法の治療家を頼るべからず」という名言があります。

そして、具体的には、

〈現代医学にできること〉

○他のどの療法よりも優れた外傷の治療
○診断、および多くの緊急事態の処置
○抗生物質による細菌性感染の治療
○複雑な障害の詳細な診断
○損傷した股関節や膝関節の復元
○ホルモン欠乏の診断と治療
○美容整形、再建手術の優秀性

〈現代医学にできないこと〉

○ウイルス感染の治療
○ほとんどの慢性・消耗性疾患の治療

○大部分の精神疾患の効果的な対処
○大半のアレルギー疾患・自己免疫疾患の治療
○心身相関疾患の効果的な対処
○ガンの多くのタイプの治療

などをあげています。

「ホリスティック医学」では、現代医学の分析的な視点だけでは足りないと考えていますが、とはいえ、分析的・局所的な対処・治療が必要になる場合もあることは認めており、現代医学全否定という立場ではありません。

しかし、本書のテーマである「慢性病」という領域では、ワイル博士が指摘されているように、傍線を引いた病気はほとんどが「現代医学にできないこと」に該当していますので、現代医学の医学・医療観ではない、別の医学・医療観、具体的には、種々の代替療法やエネルギー医学の視点が必要になることになります。

2 病になるとはどういうことか

さて、それでは、ここで「病になるとはどういうことか」について考えてみたいと思います。通常、「病気の原因」ということについては、いろいろな分け方によって理解されています。

現代医学では、「炎症」とか「変性」「腫瘍」などのような病理学という視点があります。そして、「炎症」には、細菌性によるものもあれば、アレルギー性のものもあります。

このような理解も、もちろん重要ではありますが、例えば、細菌性だった場合、同じ環境や食事をしていたとしても、食中毒や細菌性腸炎になる人もいればならない人もいる理由が説明できないことになります。つまり、原因を環境などの外に求めても、すべてを説明することはできないということです。

そして、細菌性の腸炎になった場合に、もともとお腹が弱い体質であるとか、最近無理をしていて身体が弱っていたとか、細菌のほうを見るのではなく、人間のほうを見て、検討することもあります。

しかし、無理をしていたら必ず腸の病気になるとは言えませんので、「なぜ腸の病気になったのか」という疑問が出てくることになります。この疑問に対して、通常言われている言葉に、この人は腸が弱い、腸が病気になりやすいという傾向性を表わす場合に、「器官脆弱性」という言葉が使われることがあります。

では、さらに「なぜ腸が弱いという器官脆弱性をもっているのか」という疑問が出てきますが、この問いに対する答えとなってきますと、現代医学、病理学ではあまり明快なものはなく、体質とか遺伝などという答えになったりします。

この「器官脆弱性」という概念について、最初に研究を進めたのが、あの「嫌われる勇気」で知られるようになったアドラー心理学のアルフレッド・アドラーでした。アドラーは精神医学の領域で有名ですが、当時のウィーンの医師たちは、精神科の医師であっても1つの科だけを診察していたのではなく、内科や眼科なども診ていたそうで、アドラーは眼科も得意で、特に社会医学にも関心が深く、産業医学的な視点から研究を進めて、『器官劣等性の研究』（金剛出版）という書物を書いているほどです。

一方、東洋医学では、陰陽五行論という視点から、この体質といったものについて、経絡の状態などから説明することができます。

このように、「病気の原因」ということについては、いろいろなとらえ方ができるわけですが、ここでは、もう少し人間の側に立って、ホリスティックな視点から検討していきましょう。

(1)「症状」は身体と心と魂のバランスのずれに気づかせるサイン

ホリスティック医学では、人間を「身体」「心」「魂・霊性」の統合体ととらえていますので、病気のような状態になった際には、この「身体―心―魂・霊性のバランス」に何らかの「ずれ」が生じていると見ます。

このように「身体―心―魂・霊性のバランス」という視点からとらえる病気観は、まだあまり理解されていないと言えます。

バランスの「ずれ」が「症状・病気」という状態を引き起こしているわけですが、この「ずれ」というものは「悪いもの」なのでしょうか。もちろん、バランスの「ずれ」が「いいもの」ということはないとしても、ホリスティック医学ではあまり悪いとは考えません。なぜならば、この「ずれ」は、「身体―心―魂・霊性のバランス」が崩れていることを知らせる「サイン」としてとらえるからです。

つまり、一般的には悪いものととらえられている「症状」というものは、すべて何らかの「サイン＝お知らせ」として出てきたものととらえるわけです。症状が出ているということは、ずれているという「お知らせ」として現われているわけですから、先ほど「いいものではない」と言いましたが、実は「お知らせ」ですので、ある意味、「ありがたいもの」、つまり「いいもの」とも言えるのです。

この病気観もあまり普遍的になっているとはいえませんが、徐々にこのような病気観は理解されてきているように感じています。

その場合でも、バランスの要素が「身体―心―魂・霊性」の3つであると言うと、多少異論が出るかもしれません。率直に言いますと、私の専門の心身医学の「身体―心」という2つの要素だけでも、なかなか理解されていないという感じがします。「心身」の両方の関係性、いわゆる「心身相関」については、医師側だけでなく、病気になっている患者さん側にも、あまりそういう視点や理解がないのが現状です。

そういう状況ですから、さらに「身体―心―魂・霊性」という3つの視点、相関となりますと、より一層理解されない状況であると言わざるをえませんが、ここは、ホリスティック医学の最も根幹になる視点ですので、理解が広まるように努めていきたいと思います。

(2)「身体―心―魂・霊性」のバランスがずれる原因とは何か

さて、それでは、「身体―心―魂・霊性」のバランスがずれる原因はどういうことなのでしょうか。この原因は、もちろん1つではありません。その原因について見ていきましょう。

まず、概略を言いますと、「先天性の原因」から、「身体への負担（body）」「心の状態（mind）」、そして、「生き方・信念など（spirit）」まで、幅広く原因になると言えます。

①先天性の原因

「先天性の原因」のいわゆる「先天性」という言葉の意味は、遺伝の異常ということも入りますが、とにかく生まれてからの「身体」や「心」の影響から生じているものではないというものです。その場合は、患者さんご自身が原因になっている面は少なく、「家系」という言葉もあるように、両親や先祖からの影響ということになります。

先天性の病因については、さらに「魂・霊性」の領域まで細かく踏み込んでいろいろと検討することもできるようですが、ここではそういう面もあるということの範囲にとどめておきましょう。

②身体への負担から

「身体への負担」という原因は、「身体」へ負担をかけすぎたためという比較的わかりやすいものです。ただし、わかりやすいとはいうものの、通常の現代医学の視点からの身体のとらえ方では理解できない状態も少なくありません。

現代医学とは異なった「身体観」をもつ東洋医学やアーユルヴェーダ、種々の「ボディワーク」と呼ばれるオステオパシー（アンドルー・テイラー・スティルが開発した身体技法）（118頁）、ロルフィング（アイダ・ロルフ博士が開発した身体技法）（119頁）などの技法もあります。このとき、「体」ではなく「身体」という表記をすることも重要な点です。「体」と書いた場合には、「ボディ」ということになり、車体のような「無機質な物質」という意味になってしまうため、「身体」という表記にすると「ソマ soma」となり、「有機的」および「エネルギー的」な意味合いをもち、生命・生物の物質的側面という意味になるのだそうです。

実は、「心身相関」の視点を、「身体」を先にした「ソマティック心理学（身体心理学）」という心理学も出てきているのです（「ソマティック心理学」については第3章〈135頁〉で取り上げます）。この場合は、先述しました「ライフスタイル・生活習慣の改善」がまずは重要であり、さらには「養生・セルフケア」という対策も重要になります。

③心の状態から

この「心の状態」というのが、なかなか難しいものなのです。

まず第1には、心の状態が原因となって身体の病気になる、という相関があることが理解されにくい点があります。

また、第2に、そもそも自分の「心の状態」がよくわかっていない人が多いということも問題なのです。前にも、「失感情症」という知見をご紹介しましたが、自分の感情や心の状態がわからない人が少なくないのです。

つい先日も、1年くらい前から慢性的に下痢が続いており体調が悪い、という訴えの男性が、内科では異常がなく、仕方がなく（本当にこういう感覚の方が結構いらっしゃいます）心療内科の当院に来られました。

長時間労働をしている状況ながら、あまり疲労感はないと言うのですが、自律神経の測定をしてみると、やはり自律神経の疲労が出ていました。さらに、心の疲れはないし、眠気がする状況なので緊張もないと思う、ということだったのですが、自律神経の測定では、交感神経が高い状態になっており、緊張が強い状態であることがわかりました。

この男性の患者さんは、「このようにデータで目に見える状態で見せてもらえたのでよく理解できました

(男性の方はデータで理解する方が多いです)。そこで、何をしたらいいですか」とすぐに、対策・治療の話に進むことができました。

また、第3の難しいという理由は、心身が絡んだ病気、つまり、心身症は難しいという意味です。

さて、先ほどの患者さんのように「原因はわかりました」となった後は、「対策・治療」になるのですが、ここにまた難しい点があります。

この方には、薬は頓服として安定剤などは使うことはあるとしましても、根本的には「休養して、緊張をとる」ようにすることが処方となります。具体的には、「仕事をもっと減らす、ゆっくり過ごす時間をとる、芸術や自然散策などをする」ということを提案しました。このように、医者の処方ではないような処方をすることが少なくありません。

このような処方をもらった場合は、患者さん自身の取組みになってきますので、薬を飲むのに比べて、簡単ではありません。まさに、患者さん自身が主体的に取り組んでいくことになるからです。

この方は理論やデータで理解なさったので、方向性は理解していただけましたが、実際にできるかどうかはまた微妙だと言わざるをえません。

この方は、若くして働きが評価され、昇進も果たし、その成果をあげることの快感も感じていらっしゃるとのことでしたので、「習慣」というものはなかなか変えづらいものであり、場合によっては「わかっちゃいるけどやめられない」という状態になってしまうことも少なくないのです。

そうなのです、人間は、「快感」を手放すことは簡単ではないのです。何とか「違う快感・喜び」を味わうことによって、もっと健全な快感を求めていただくために、「芸術」と「自然散策」を処方として提案してみたというわけです。

今後、それがやがてできるようになった場合はそれでいいのですが、理屈はわかったがなかなかできないという場合は、次の項目のように、もっと深い問題として検討していくことが必要になります。

④生き方・信念（魂・霊性）から

前述の方が、理屈ではわかったが、実際にはライフスタイル・生活習慣を変えられないために、症状の改善が見られない場合、「生き方・信念（魂・霊性）」という視点が必要になってきます。

実は、この方は、出身は田舎で、ちょっと理由があって東京の有名大学に入り、このように成功を収めているが、仕事はできてはいるものの実はあまり向いていないとも思ってきた、とおっしゃっていました。つまり、症状の経過が順調ならいいのですが、うまく改善しない場合は、このあたりに焦点を当てる必要が出てくるということで、「生き方・信念」の問題になってくるということです。

この方の場合は、「ちょっと理由があって」とは何なのか？「あまり向いていない」とはどのような感じなのか？などを追究していくというヒントがもう出ていますので、方向性は見えています。

その結果、生きる価値観が変わった場合、それを「実存的変容」とか「実存的転換」と言い、ガンの自然退縮・治癒が起こる一つの要因とされています。

しかし、多くの患者さんは、このように明瞭に感じていることは少ないので、まず、本心を探る必要がありますが、この「本心」というものは、理屈で、また、数式的に解いていくものでもないですし、人の繊細な心を無理やり暴くことは不適切ですので、問いかけや誘導によって、いつどのように患者さんが解放されるのかを見ていく必要があります。

ここで重要なのは、このような「生き方・信念」にかかわる原因というものがあるということですが、この後に詳細をご説明することになっている植物療法の一つであるフラワーエッセンス（花のエッセンス〈エネルギー〉を水に転写したもの）（130頁）の創始者のバッチ博士は、端的に次のように言っています。

「魂は特定の使命のために与えられるものであり、意識的にではないにせよ、人がその使命を果たさない限り、魂とパーソナリティの間に葛藤が生まれることは避けがたく、それが必然的に身体の機能障害として発現してくる」

また、さらには、その方がどういう生命観をもっているのか、具体的には、死んだら終わりという生命観なのか、魂のように死後も生命があるという考えなのかを確認することもあります。

これに関連して、何か中心になっている思想や宗教があるのかについてもわかれば、それを踏まえた診察をすることができます。

(3)「病になって何を経験するのか（得るのか）」という視点

一般的には「病になった経験は辛いことであり、得るものより失うものが多いのではないのか」ということになるのでしょう。

しかし、ホリスティック医学では、そうは考えません。「病は気づきの場である」という考え方をしますので、「病の経験から得るものがある、自己成長や自己実現につながる」ととらえています。

私どもの日本ホリスティック医学協会の定義に、このテーマに関する項目がありますので、引用してご説明しましょう。

5　病の深い意味に気づき、自己実現をめざす
病気や障害、老い、死といったものを単に否定的にとらえるのではなく、むしろその深い意味に気づき、生と死のプロセスの中で、より深い充足感のある自己実現をたえずめざしていく。

病気や障害、老い、死などは、一般的にはネガティブなものとしてとらえられる傾向にありますが、その「意味を考えること」はとても重要です。

病気になった原因・意味を、生活習慣やストレスといった視点から考えること、さらには、社会制度、職場環境など個人を越えた問題や環境問題など人類、地球レベルでの問題として考えることで、さまざまな「気づき」が得られ、むしろ「人生の転換点」になることもあります。

また、これらの「否定的なことを人生のプロセスの中でどう考えていくか」ということ、健康や若さなど

の明るい面だけをよしとするのではなく、病気や老い、死などの「影の価値」をも認めていく姿勢が重要だと考えています（「影（シャドー）」については、第3章の124頁でまた取り上げます）。

あるいは、病気の原因の一部には、「代受苦」という「代わりに受ける、代表として受ける」ことで病気になっている場合があります。わかりやすいのが、精神分析でも言われている「力動」という概念で説明できる、家族間の力関係から生まれる家族の病理を、誰か弱い人が代わりに受けているために病気になっている場合です。

さらには、キリスト教やインドの宗教などの聖者は、かなりの率でガンなどの病気で亡くなっていることが知られています。これは、世の人びとの苦しみを代わりに受けているのだという考え方もあるのです。

3 自己治癒のしくみ

さて、前述してきましたようなさまざまな原因がある中で、単に「身体」だけではないホリスティックな視点をもって取り組むことによって、「治る」ことにつながると考えます。そういう意味では、「自己治癒」という表現もできることになりますが、そのポイントについて見ていきましょう。

ワイル博士は「治癒系」という概念を提唱していますが、これは免疫系を越えたもっと広いメカニズムとしてとらえているものです。この「治癒系」の特質について、次のように説明しています。

○治癒は生命に固有の力である
○治癒は自発的である。それは、DNAの内なる本然の力によって生じる、自然の傾向である
○治癒系には判断能力があり、損傷を認識することができる

○治癒系は重大な損傷の影響を消去するという働きだけではなく、正常な構造と機能を維持するために、たえず訂正の指示も行なっている

○また、損傷の発生自体が、自動的に自己修復プロセスを活性化させる

(1) 身体と心のずれに気づき、修正・変容する

基本的には「身体と心のバランスが崩れていることに気づき、そのずれを修正・変容することで、自己治癒が起こる」ということになります。この「自己治癒」の「治癒」という現象は、基本的には「内から起こる」ものであり、薬や処置などの「治療」のように外からの働きで起こるものではない、とされています。

また、ワイル博士は、「治癒 heal」とは「全体性を回復すること」である、と述べています。つまり、「身体、心、魂・霊性、環境のつながり」という「全体性」を回復することによって、治癒が起こるようになるとしています。

『がんが自然に治る生き方――余命宣告から「劇的な寛解」に至った人たちが実践している9つのこと』(プレジデント社)を書いた研究者のケリー・ターナーが見出した習慣は、

○抜本的に食事を変える

○治療法は自分で決める

○直感に従う

○ハーブとサプリメントの力を借りる

○抑圧された感情を解き放つ

○より前向きに生きる

○周囲の人の支えを受け入れる

○自分の魂と深くつながる

○「どうしても生きたい理由」をもつ

でした。この9つの中の7つは、心理・精神的な要素だったのです。

また、ガン予防滞在リトリート施設の「リボーン洞戸」を開設した船戸崇史医師は、「ガンはあなたに『変わりなさい』というメッセージを伝えているので、ガンの言い分をよく聞き、『自分が変わること』」を提唱

し「リボーン（生まれ変わり、甦り）」という理念のもとに、次の5か条をあげています。

1か条　私に元気をくれる睡眠
2か条　私を護ってくれる食事
3か条　私の免疫力をアップしてくれる加温
4か条　私に力をくれる運動
5か条　私の心を豊かにしてくれる笑い

これらは、ガンの自然退縮の研究や、工学博士で医療改革を進める天外伺朗氏が重要視している「実存的変容（転換）」ということになります。

(2)「治癒」と「心・精神」「気・エネルギー」

また、治癒の基盤に、「心・精神」と「気・エネルギー」の2つをしっかりと含めておくことが重要だと考えています。

治療を考えていくときに、私たち現代人は、物質・肉体を中心とした生き方に馴染んでいますので、必然的にその延長で考える習慣がついています。もちろん、薬などの「物質」的なものやボディワークなどの「肉体」的なアプローチも必要ですが、人間は、「心」や「エネルギー」という側面も重要な存在であることを忘れてはいけません。

「心・精神」については、「意・知・情」それぞれに対して前述しました（70頁）。

また、「気・エネルギー」については、

○経絡・チャクラのレベルは「気」とか「プラーナ」など「エネルギー」と言われるレベル
○魂・意識などのもっと深いレベルは「情報」というレベル

という認識も出てきています（エネルギー医学については第3章の142頁で説明します）。

これらの「エネルギー」や「情報」が正しく整い、流れることが「治癒」にとって、とても重要であるという見解も押さえておきたいところです。

4 薬の本当の役割

(1) そもそも「薬」とは何か

さて、前項で「自己治癒」ということについて見てきましたが、だからといって、「治療」とか「薬」は意味がないということではありません。

ですが、薬について検討するときには、まずはやはり「プラシーボ（偽薬）」について見ておくことが必要となります。

実は、本当の薬とプラシーボの効果は、それぞれの研究によって多少の差異が出ているようですが、総体として、薬とプラシーボの効果には大きな差異はない、というのが実情です。今までは、「プラシーボよりも効果が出ること」が薬として認められる条件となっていましたが、最近では、その病気の「標準的な薬と比較して同程度の効果が認められる」と、薬として承認されるように変わってきているようです。

実は、ここに、重要なポイントがあります。もし、ある薬の候補の物質が、プラシーボと比較して効果の差異が認められなかった場合は、薬として認める意味がないことになってしまいますが、プラシーボと比較せず、標準的な薬と同等の効果が出れば、たとえプラシーボと差異がなかったとしても薬として認められる方向になります。

もう少し追究して考えてみますと、何らかの物質を薬の位置づけとして服用すると、人間は「服用したことの心理的な影響」が出るのが一般的と言えます。つまり、「服用した」という行為自体が、ある意味のプラシーボ効果になっており、その影響はかなり強いことがわかっていますので、プラシーボに勝てなかったり、逆に標準的な薬と同じような効果が出たりすることになるのです。

昔から「イワシの頭も信心から」などと言いますが、本当に「イワシ」であっても、薬だと言われて信じていると、かなりの効果が出るのが人間なのです。

ここで、「人間」と書きましたのも、重要なポイントになります。人間が最もプラシーボ効果が出やすいと言われているのです。

しかし、数か月以上の長い期間にわたって調査すると、最初は本当の薬と同等の効果が出たプラシーボは、やがて効果が下がってきてしまい、いわゆる「化けの皮がはがれる」状態になる傾向があります。ここで「傾向」と書きましたが、実は、長い時間が経つとすべての人がプラシーボの効果が下がるとは限らずに、プラシーボを続けていてもそのまま効果が継続する人もいるのです。

個人的な差異はかなりあるとしても、「人間とは心理的な影響が強い存在である」という事実も踏まえて、ここでのテーマである「薬」について考えていく必要があります。

これらのことも踏まえたうえで、西洋薬、漢方薬、ホメオパシーの3つを代表として取り上げて、各薬の特徴や違いを見ていきましょう。

(2) 西洋薬

現代において一般的に「薬」と言えば、この西洋薬を指しているのが通常です。

まず、西洋薬の特徴としてあげられるのは、多くは「人工合成薬」であることです。その起源は、植物や自然のものであったわけですが、科学技術が進み、有効成分を見つけ出すこと（単離）に成功し、さらにはその成分を人工合成できるようになったことで、開発が進みました。

また、西洋薬は、それぞれの「症状に対応」した薬物になっていることが多くなっています。例えば、咳の薬、痛みの薬、熱の薬などのように、一つひとつの「症状」に対する薬になっています。これが、よく言われる「対症療法」ということで、痛みがあったり咳があったりすれば、それぞれの薬が出ますので、薬の数が多くなる傾向になります。

そして、多くの西洋薬は、「抗生剤」「抗うつ剤」「解熱鎮静剤」などのように「抗、解、鎮」という言葉がついた「抑える」方向の治療観のもとで使われます。

このように、「症状を抑える」「反対のものを用いる」治療観を「アロパシー（逆症療法）」と言いますが、この「アロパシー」の治療観に沿っているのが西洋薬であり、この点は、漢方薬やホメオパシーとははっきり異なった特徴になっています。

さらには、西洋薬は、科学的なメカニズムに基づいて開発されています。例えば、ある症状につながる酵素がわかれば、この酵素を阻害する薬を用いるようになり、慢性病の代表である高血圧症に対して、血圧を上げる反応を進める酵素を阻害する薬が長く使われてきました。また、ある反応にかかわる受容体がわかれば、その受容体に拮抗する薬が用いられるなど、効果をもたらす理由はわかりやすいと言えます。

しかし、その酵素や受容体は、身体の他の部位にもありますので、病気や症状に対して効果を表わす一方、他の部位に生じる作用が副作用として現われることも見られます。このため、一時的に使うならば問題が起こりにくいのですが、慢性病の場合は、通常長く用いることが多いので、副作用が生じやすくなってしまう傾向があることを理解しておく必要があります。

また、基本的には、病気の原因を治すというよりも「病気の症状を取る、抑える」というメカニズムのものが多いのが西洋薬と言えます。

(3) 漢方薬

ここで、代表的な薬の一つとして「漢方薬」をあげましたのは、まずは基本的な意味として、西洋薬のような人工合成薬ではなく、「自然の生薬《しょうやく》」であるという特徴をもっているからです。漢方薬と言えば、自然の薬草を使っているので、柔らかくて副作用が少ないというイメージがあります。また、西洋薬が得意ではない「失調状態に作用する」とか、「体質改善ができる」ことから、慢性病に適しているイメージがあります。

つまり、西洋薬にない特徴をもっていて、そのために印象がいい傾向があるようです。

しかし、一方では、効果があまりはっきりしない、効果が出るまで時間がかかる、味や臭いが苦手、などのような印象の人もいます。

そして、ここで根本的に確認しておく必要があることは、「生薬」と「漢方薬」の違いでしょう。その理由は、自然の薬草であれば、漢方薬と思っている方が少なくないためです。メディカルハーブも含めて、自然のものであればそれだけでいい印象になりますが、ここでは、「自然の薬草」という基本的な特徴だけではなく、しっかりと「漢方薬」というものの意味を理解したいと思います（メディカルハーブについては、第3章の植物療法〈126頁〉のところで取り上げます）。

自然の薬草の単品のものを「生薬」と言います。例えば、葛根湯の中心となっている「葛根」などです。しかし、「葛根湯」は、「葛根」だけからなっているわけではなく、いくつかの他の生薬も合わさってできています。つまり、「葛根」という単品の「生薬」と、「葛根湯」というブレンドされた「漢方薬（方剤）」とは異なるものであることを理解する必要があるのです。

自然の薬草を用いていることも重要ですが、それだけでなく、このようなブレンドの仕方、処方の仕方こそが、「東洋医学」という「医学観」に沿ったものであり、単品の自然の薬草である生薬とはある意味「次元の異なる」漢方薬の価値があり、その点が漢方薬たる由縁なのです。

このような成り立ちを踏まえて、それでは、その処方の方向性に注目してみましょう。東洋医学では、漢方薬を選ぶ際には、「証」という見方で選びます。例えば、最もよく知られているのが、実証と虚証という見方でしょう。

風邪でよく用いられる「葛根湯」という処方が選ばれるのは、初期の風邪の場合であって、頭痛などがあるが、まだ熱はなく、汗は少ないような状態です。そういう状態のことを「葛根湯証」と言い、逆に言えば、「葛根湯を処方するのは〝葛根湯証〟の患者さんだから」ということになります。

もう少し言えば、風邪のときの漢方薬には、初期であっても、発汗が見られる風邪、お腹の症状が出ている風邪、インフルエンザのような高熱になっている風邪、風邪が長引いてなかなか治らず夜に咳で眠れなくなってしまった風邪などにそれぞれの処方があります。このような風邪に対するバラエティは西洋薬にはありません。これは、漢方・東洋医学の「医学観」によるものです。

そして、「気・血・水」のバランスを見て、「気虚・気滞」「血虚・於血」「陰虚・水滞」などの見立てをし、その結果、補気薬・理気薬、駆於血薬、利水薬などを使いますので、慢性病の人にも有用性が高い治療観に立っています。

また、漢方薬が慢性病に適している理由となるのは、病気の初期は、身体の「表」に問題や症状が出ているものが、時間が経つとやがて身体の奥のほうに症状が入ってしまうととらえて、そうなった状況を「裏」という概念でとらえていることです。

さらには、病気の移り変わりをとらえる「病期」という概念があります。これは、最初は「太陽病期」、次に「少陽病期」「陽明病期」という3つの「陽期」を経て、やがて「陰期」に移っていき、「太陰病期」「少陰病期」を経て、最終的に「蕨《けつ》陰病期」に至ると死期が近いととらえる視点です。漢方は、「陰期」に入った以降の状態を慢性病ととらえて治療を行なう視点をもっています。ことわざにある「病膏肓《こうこう》（身体の奥深いところ）に入る」という表現は、まさに慢性病の進んだ状態を表わす言葉でもあります。

これらの漢方薬の特徴から、いわゆる慢性病に対しては適している点が多く、長期に用いても副作用も少なめであることなどから、有用性が高いと言えるでしょう。

(4) ホメオパシー

西洋薬と漢方薬はよく知られており、健康保険も適応されていますが、ホメオパシーは最近ではかなり知られるようになってはきたものの、上記の2つに比べればまだあまり知られていないものです。

「ホメオ」とは「同種の、類似の」という意味で、「パシー」は「療法」という意味になり、「同種療法」とか「類似療法」と言われます。

例えば、熱が出たときに、西洋薬では熱を抑える作用のあるものを用いますが、このホメオパシーでは、逆に「熱が出る」作用のあるものを用いるという考え方です。そこで、通常の医学・薬学からは「火に油を注ぐ」ようなものとして、批判的にとらえられています。

しかし、人間は、ある症状が出るとそれに対して治ろうとする力、いわゆる「自然治癒力」が出てくるという性質がありますので、熱が出たときに熱が出る作用のあるものを用いることで、その病態に対する自然治癒力を引き出すことになるという原理です。

反対のものを用いることで症状を抑える「アロパシー（逆症療法）・西洋薬」とは異なる、同種のものを用いることで自然治癒力を引き出す「同種（類似）療法」という治療観に立っていることは、医療の本質にかかわる重要なポイントになりますので、ホメオパシーの存在意義は大きいものがあります。

そして、ホメオパシーのレメディ（薬のこと）は、漢方と似て、身体面・感情面・精神面・環境面すべてにわたる「ドラッグ・ピクチャー（薬像）」というとらえ方で選ばれる点が、ホリスティックな視点であり、慢性病の場合に適していると言えます。

また、薬の材料として「自然のもの」（植物だけでなく、動物、鉱物まで）を使うことによって印象がいいという面があります。

しかし、同じ自然のものを使うメディカルハーブとは異なり、その物質としての成分を用いるのではなく、その植物の「エネルギー」とか「周波数」を活用することが特徴ですので、これがまた通常の医学、薬学の視点からは理解できないものとなっています。この点でも、「物質・成分を用いる」西洋薬と、「エネルギー・周波数を用いる」ホメオパシーという、まったく治療観の本質的な違いが生じています。

このように、ことごとく西洋薬・現代医学の治療観とぶつかるホメオパシーですが、さらに、考えさせられる要素があるのです。

ホメオパシーでは、エネルギー・周波数を用いるために「水で超希釈」し、「振盪《しんとう》する」（激しく振る）という作業をするのですが、単に水で「希釈」ではなく、

「超希釈」なのです。どのくらい「超」なのかが問題になるわけですが、「分子が一つもない濃度に希釈する」こと、さらには、「希釈すればするほど効力が増す（より希釈した薬のほうが効力が強い）」という原理になっているため、通常の医学、薬学の視点からは理解することができない状況になっています。

そして、その分子が一つもない濃度でありながら、エネルギーや周波数が作用するのは、「水で薄める」ためであるとしており、さらに議論を呼んでいる「水の情報記憶」という原理に立脚しています。

ホメオパシーという自然のものを活用した良い治療法があるらしいと思っていた方には、いろいろご紹介して少々難しくなってしまったかもしれませんが、このように、ホメオパシーは、今までの成分・物質を基盤とした西洋薬・漢方薬とは違った、エネルギーを基盤とした治療観を考えるためにも貴重な存在です。

ということは、物質的な基盤に立つ医療ではあまり思わしくなかった慢性病の方に、別のエネルギー的な視点からの治療観を考える代表的な位置づけにもなると言えるのがホメオパシーなのです（エネルギー医学については、第3章の142頁でご説明します）。

このように、西洋薬、漢方薬、ホメオパシーには、単に自然のものであるかないかということだけではなく、それぞれの「治療観」や「特徴」がありますので、どれが良いのかという白黒ではなく、それぞれの特徴を理解して、自分の慢性病の病態にはどうしたらいいのかを「時期」や「順番」、さらには「併用」などについてをホリスティック（全体的）に考えていくことが重要なことだと言えます。

さらに言えば、この3つは、治療の中の、あくまで薬としてどうするかということであり、前述した「ライフスタイル・生活習慣の改善」、「養生・セルフケア」、そして、「自然治癒力やバランスを回復する代替療法」などを、「身体―心―魂・霊性―環境」の視点から取り組む、というホリスティックな治療観を忘れないようにして下さい。

5 現代医学では見えないものがホリスティック医学ではどうして見えるのか

holisticという言葉は、ギリシャ語のholos（全体）を語源としています。そこから派生した言葉に、whole, heal, holy, healthなどがあり、健康（health）という言葉自体がもともと「全体」という考え方に根ざしています。

現在、「ホリスティック」という言葉は、「全体」「関連」「つながり」「バランス」といった意味をすべて包含した言葉として解釈されています。的確な訳語がないため、そのまま「ホリスティック」という言葉が使われていますが、意味する内容は決して新しく輸入された考え方ではなく、もともと東洋に根づいていた包括的な考え方に近いものと言えます。

ＮＰＯ法人日本ホリスティック医学協会では「ホリスティック医学」を次のように定義しています。

〈ホリスティック医学の定義〉

◇ホリスティック（全的）な健康観に立脚する
人間を「身体・心・気・霊性」等の有機的統合体ととらえ、社会・自然・宇宙との調和にもとづく包括的、全体的な健康観に立脚する。

◇自然治癒力を癒しの原点に置く
生命が本来、自らのものとしてもっている「自然治癒力」を癒しの原点に置き、この自然治癒力を高め、増強することを治療の基本とする。

◇患者が自ら癒し、治療者は援助する
病気を癒す中心は患者であり、治療者はあくまでも援助者である。治療よりも養生、他者療法よりも自己療法が基本であり、ライフスタイルを改善して患者自身が「自ら癒す」姿勢が治療の基本となる。

◇さまざまな治療法を選択・統合し、最も適切な治療を行なう
西洋医学の利点を活かしながら、中国医学やインド医学など各国の伝統医学、心理療法、自然療法、栄養療法、手技療法、運動療法などの各種代替療法を

総合的、体系的に選択・統合し、最も適切な治療を行なう。

◇病の深い意味に気づき、自己実現をめざす

病気や障害、老い、死といったものを単に否定的にとらえるのではなく、むしろその深い意味に気づき、生と死のプロセスの中で、より深い充足感のある自己実現をたえずめざしていく。

このような視点をもっているホリスティック医学では、現代医学がとらえていない面も視野に入れることができると言えるでしょう。

(1) 現代医学の身体観・疾病観

現代医学では、身体と心を分離してとらえる身体観・疾病観の上に立って、診断および治療をしています。

また、人間をさまざまな臓器や組織などが集まった機械としてとらえています。このような視点を「機械論」と言います。

(2) ホリスティック医学の身体観・疾病観

一方、ホリスティック医学の身体観は、「身体―心―魂・霊性の統合体」ととらえる視点に立っています。

また、人間を「機械」ではなく、本質は「生命・エネルギー」としてとらえる「生気論・生命論」の視点に立っています。

さらには、身体観に「サトル・ボディ（見えない身体）」という視点も含めてとらえるようになっています。

「サトル・ボディ（subtle body）」とは「微細な（subtle）身体」という意味で、基本的には肉体ではないいくつかの身体のことを指しますが、わかりやすいもので言えば、東洋医学（鍼灸）で言う「経絡・経穴（ツボ）」（図2―3）や、ヨガで言う「チャクラ」なども該当するものです。このため、「エネルギー身体」という呼び方もあり、東洋医学では、経絡の流れが良いかどうかをチェックしており、その入り口としての経穴に施術することが基本となっています。

また、チャクラもエネルギーの取り入れ口であり、

「エネルギーの変換装置」という呼び名もあり、通常、主たるものを「7大チャクラ」（図2－4）と呼んでいます。チャクラが十分に機能していると健康であると言われ、ヨガや瞑想は継続することによって、一番下の基底チャクラにある「クンダリニー・エネルギー」が上昇して各チャクラを開放することに取り組んでいます。

　しかし、チャクラの開放は、ヨガや瞑想だけで達成できるというわけではありません。

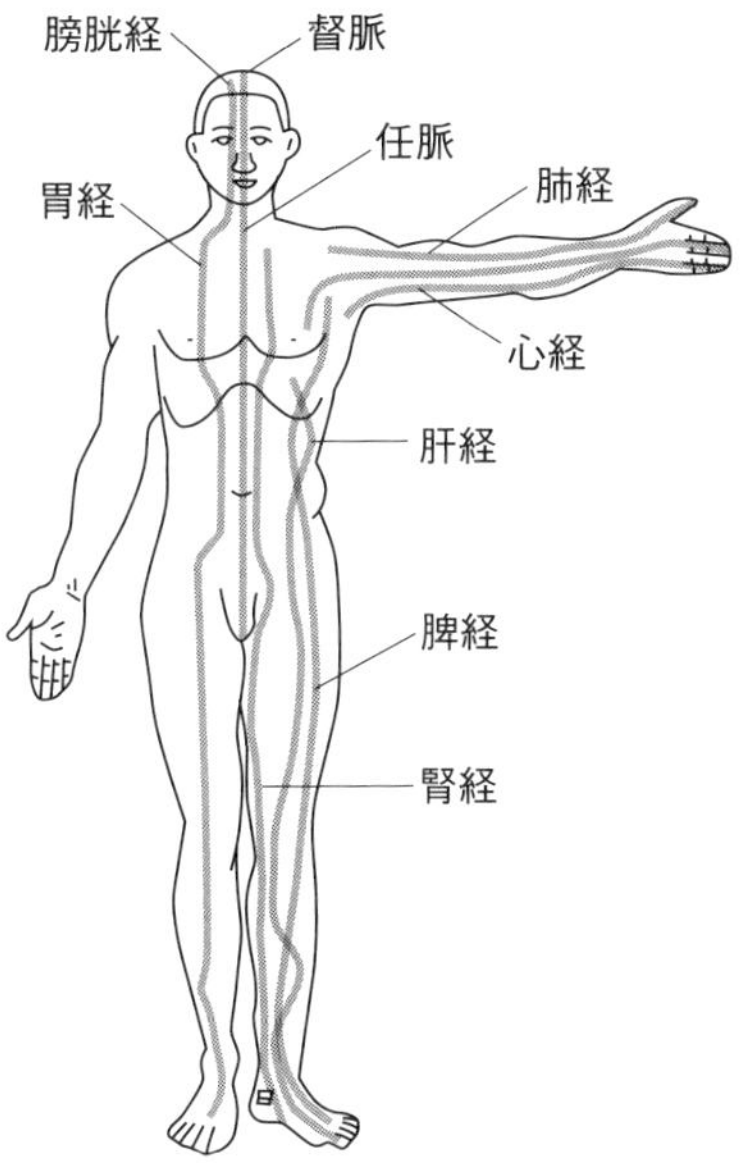

図2－3　経絡図

　先に紹介しました『バイブレーショナル・メディスン』の著者のリチャード・ガーバー医師は、次のように説明しています。

　……体内のほとんどのチャクラは、発達過程において、自然に少しずつ開放されていくものである。チャクラの開放度は、他者とのコミュニケーション能力、独創的・芸術的にアイデアを表現する能力、自己と他者を愛する能力、人生の高次の意味をもとめる切実さなどによって変わってくる。（494頁、傍線筆者）

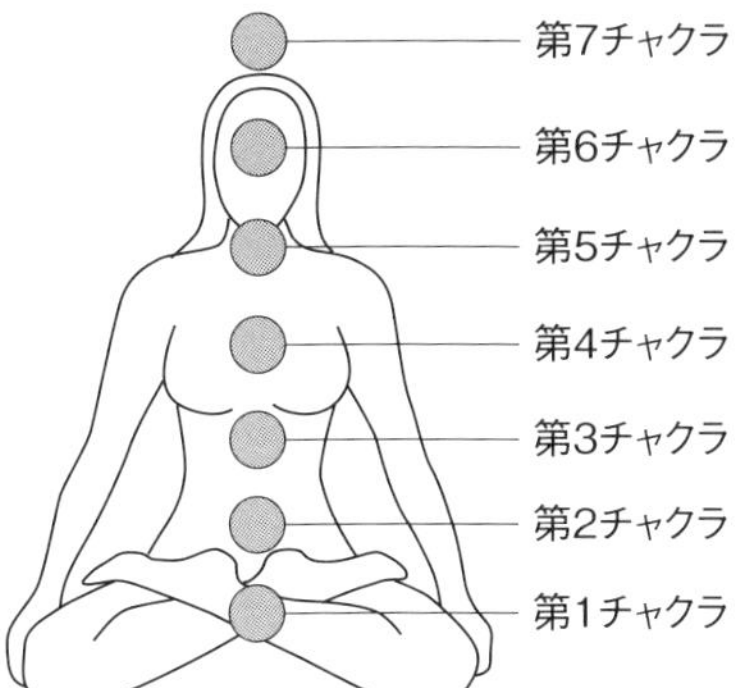

図2－4　7つのチャクラ

この記述を見ますと、普段の「真摯な生き方」そのものが関係していることがわかります。ここからも、何か特殊な治療や技法だけでなく、「ライフスタイル・生活習慣の改善」など、生活の要素が重要なことが確認できます。

緊急性のない慢性病の人は、治療や技法を求めるだけでなく、生活や根本的なものを見つめてじっくりと取り組むことも検討されることを頭に置いておかれるといいでしょう。

(3)「サトル・ボディ」とは

前述のように、人間には、肉体だけでなく、見えない「サトル・ボディ」が複数あるとされています。そして、その詳細は、文献や人によって多少違いがありますが、ここでは、リチャード・ガーバー医師の分類に従って紹介します。

①エーテル体（肉体の鋳型《いがた》）

このサトル・ボディは、肉体と関係が深く、「肉体の鋳型」と呼ばれています。そして、エネルギー療法をはじめとする多くの代替療法は、ここにアプローチしているものが多く見られます。

肉体とエーテル体の橋渡しの役割を担っているのが、東洋医学の「経絡」になります。

②アストラル体（感情の座）

アストラル体というと、何か不思議なものに思えますが、別名が「感情体」とも言われますように、「感情」に関連が深いものなので、実は不思議なものではなく、わかりやすいものでもあります。

そして、心身症や精神病の多くは、まさに感情が影響しているアストラル体が関連した病気であり、職場での精神面の問題を「メンタルヘルス不調」と言いますが、実際は「感情の乱れ、感情のコントロールがきかない」という状態から生じていることが多いので、本来は「アストラルヘルス不調」と称されるのが正しいとも言えるのです。

「神智学・秘教治療」の領域では、もう一つこのアストラル体が原因になっている病気として、ガンがあげられています。

③メンタル体（知性の座）

アストラル体よりも高次のものとして、「知性」の座とも言われる「メンタル体」があります。

前述しましたように（70頁）、「メンタル」というのは、「あの人が嫌で苦痛だ」というような感情ではなく、「生きるとは何か、人間とはどういう存在か」などといった「精神」とか「知性」の領域であり、心理学で言え

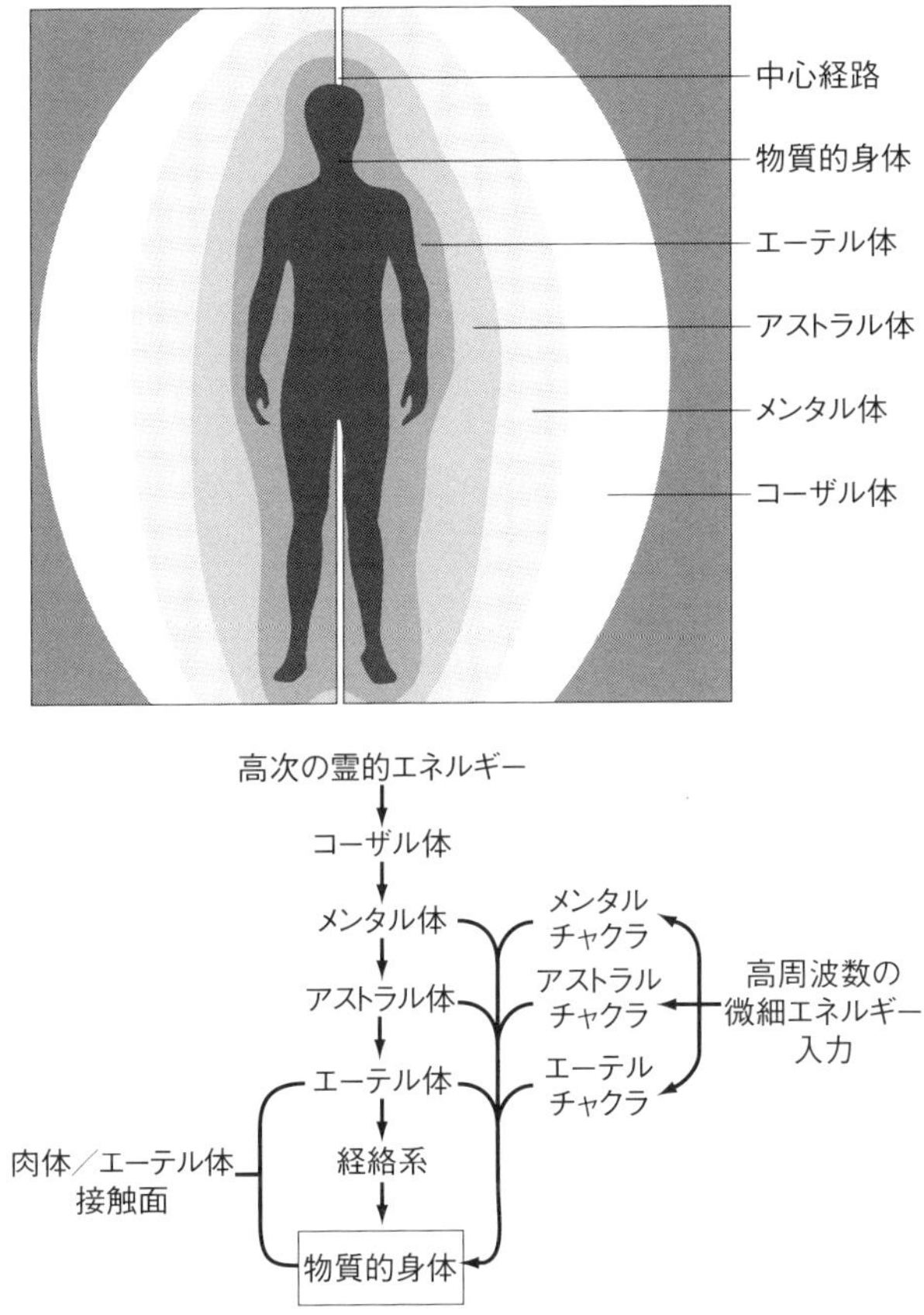

図2−5　サトル・ボディの図

ば「実存」をテーマにした「実存心理学」が扱うあたりになります。

「神智学・秘教治療」（123頁）では、代表的な疾患として結核があげられていますが、確かに、日本の国を何とかしていこうという実存的な意識のあった明治から昭和初期の時代に猛威をふるいました。

④コーザル体（ハイアーセルフ、魂）

コーザル体は、「知性」を越えて、物事を全体として抽象的に把握する「高次の段階」と言われ、「ハイアーセルフ」とか「魂」と呼ぶこともあります。

また、今までは個人レベルの身体でしたが、コーザル体になると「個人」という枠を越え、ユングの言う「集合的無意識」にも通じる領域となります。

第3章

自己治癒力を引き出す さまざまな方法

第2章で「バランス回復や自然治癒力を上げる療法」について概略を紹介しましたが、第3章ではより具体的に、代替療法を紹介していきます。ホリスティックな視点から、自分に合った療法を選ぶようにしていただくヒントになれば幸いです。

1 「ボディ―マインド―スピリット―シャドー」の視点から

今までは「body（身体）―mind（心）―spirit（魂・霊性）」、そして、個人を超えたものとしてもう一つ「環境」も含めて「ホリスティック」な視点についてご紹介してきましたが、ここでは、ちょっと違った視点をご紹介します。

「body（身体）―mind（心）―spirit（魂・霊性）―shadow（影）」という、4つの視点です。つまり、「shadow（影）」が新しい要素になっています。

「バランスを回復し、自然治癒力を上げるための代替療法」を実践するときに、ぜひこの4つの視点から選んで行なっていただくとよいと思います。

(1) ボディ（身体、ソマ soma）

まず、ボディですが、前述の4つの視点の中で基盤となるものであり、マインドやスピリットなど、他にも大事な要素があるものの、厳然として肉体をもっている私たち人間にとっては、ボディは重要なものとなります。

ただし、正確には「身体、ソマ soma」（95頁）という視点でとらえる必要があります。生きたエネルギーを有している「からだ」を表わすには「身体、ソマ soma」という用語が適切となります。そのような視点をもったうえで、「身体のお手入れ」という感じの「ボディケア」と、「治療法・代替療法」として行なわれている「ボディワーク」があります。

①ボディケア

ここに含まれることは、まず前述しました「ライフスタイル・生活習慣の改善」（76頁）を実践することで、さらには、ウォーキング、体操、運動、筋力増強、柔軟性・ストレッチなどが、自分で行なう身体へのケアの基盤として必要になります。

ワイル博士は、「代謝エネルギー不足」として、「誤った食生活」「消化不良」「浅い呼吸」という身体に関する項目をあげていますので、ここから逆に考えると、取り組むケアとしては「食生活の改善」「消化の改善」「呼吸法」についてを、ボディケアとして実践するといいでしょう。

②ボディワーク

「ボディ」にアプローチする療法・セラピーには、大変多くの種類があります。現代医学も、主にボディに対して治療を行なっていますが、科学的な「身体観」に基づいています。

現代医学の身体観以外の視点では、経絡や経穴の視点からアプローチしている東洋医学の「鍼灸療法」や「指圧」などがよく知られています。鍼灸や指圧などの東洋医学の視点からのボディへの治療については、数多くの成書や治療院があります。

東洋医学では、「陰陽五行論」という視点から、「木・火・土・金・水」を各臓腑にあてて、その「相生（活性化）・相克（抑制）」関係をとらえて、不足している場合は「補法」、多すぎる場合は「去邪法」の視点から鍼灸治療を行なうことによって、慢性病の人にも効果をもたらしています。慢性の症状がある方は、わが国では、まず漢方や鍼灸・指圧などの東洋医学の視点からアプローチしてみる価値があるでしょう。

東洋医学以外には、ここでは「オステオパシー（脳脊髄液の流れを調整する療法。頭蓋仙骨療法も含む）」と「ロルフィング」を代表として取り上げたいと思います。

その理由は、これらの療法は、「身体全体」を視野に入れた治療観をもっているからであり、さらには「心身相関」の視点があるため、よりホリスティックなボディワークと言えるからです。

(a) オステオパシー

「オステオパシー」とは手技療法の一つで、アメリカのアンドルー・テイラー・スティルが開発した技法で、筋骨格とともに「膜fascia」の調整を重視している素晴らしい治療法です。アメリカでは、ワイル博士も注目したロバート・フルフォード博士という「頭蓋仙骨療法」(クラニオ)の名手が現われましたが、今ではヨーロッパ、特にフランスで隆盛を迎えています。

「オステオパシー」の教育機関には、フランスのリヨンに本校がある、その名も「スティル・アカデミー・ジャパン」という日本校があり、私もこの学校で症候学を教えていますが、本場フランスの講師が手技の授業を担当している本格的な教育機関で、2019年からは一般人にも資格取得のためのコースが設置されるようになりました。

フルフォード博士は、「中枢神経とその連合組織とはたえずリズミックな運動を繰り返している(頭蓋仙骨システムのリズミックな膨張と収縮)」ことを重視して、この膨張と収縮が肺の呼吸運動と似ていることから、「一次呼吸」ととらえ、この一次呼吸に支障をきたすと健康に影響するとしています。

そして、一次呼吸に支障をきたす原因として次の「3つの外傷」をあげています。

◯出生外傷……誕生時に最初の呼吸が完全に行なわれないと頭蓋のリズムが拘束される。帝王切開は典型的なケース。

◯身体的外傷……一番多い。特に幼児期。息が止まるような激しい落下や転倒によって呼吸サイクルが妨害される。

◯心理的外傷……数は少ないが、息をのむような光景を目にしたときに起こる。幼児期が多い。

これらの「外傷」に対して、身体からショックを取り除く処置を行ない、その制限を緩めるために、「頭蓋仙骨療法」を行なうのです。

そして、ショックが取り除かれたら、「あとは、〝母なる自然の仕事に任せよう〟(自然治癒力に任せよう)」という「最小限の介入」だけを行なうオステオパシーの治療観を、ワイル博士も絶賛しています。

この施術は、単に筋骨格系の痛みや不調だけではなく、喘息、うつ状態、学習障害、中耳炎などの慢性病に対しても効果をあげています。

また、オステオパシーでは、「身体の症状やこわばりと感情との関連性」についてもとらえており、ジョン・E・アプレジャーは、「ソマト・エモーショナル・リリース（体性感情解放・SER）」という技法を創始しました。

感情的または精神的な問題を自覚していなくても、緊張している身体の組織をオステオパシーの穏やかな手技で緩めたときに、突然過去の感情が思い出され再現されることがあります。

これは、身体の緊張が、深いところで個人の感情が縺《もつ》れて絡み合っているために生まれることから生じる現象です。このように、まさに心身相関の視点にたった治療観をもっている点も素晴らしいところです。

(b) ロルフィング

ロルフィングは、アイダ・ロルフという生化学者が創始したもので、ロルフ自身はこの手法を「structual integration（構造統合法）」と称していましたが、ロルフによる手法なので「ロルフィング」と呼ばれるようになりました。すでに、名称自体に「統合」というホリスティックな視点が反映されています。

ロルフィングで最も重視しているのが「fascia」と呼ばれる、筋膜を中心として身体全体につながっている「膜」を調整する技法です。このため、常に身体全体を意識しているボディワークとなっています。

ロルフィングの「5 principle（5つの原理）」は、

○adaptability……「受容性」と訳されることが多いですが、側彎《そくわん》がある人は、それによって適応している面もあるということです。オステオパシーは、そういう部位をlesion（病変）というとらえ方をするのとは対照的とのことです。

○（w）holism……まさに「ホリスティック、全体性」という認識です。常に、全体の視点で身体をとらえるようにしており、ロルフは全体性の重要性をはっきり認識していたのです。

○two-direction……「二方向性」という視点で、ある部位を緩めるために「逆側」にアプローチするという視点であり、やはりこの視点も全体を意識しているから生まれるものです。

○support……two-directionとも関係し、「支える構造がどこにあるか」という視点です。supportという視点が重要なポイントとして含まれていること自体が、ロルフィングの全体性指向を感じさせます。

○closer……「どこまでがセラピストの仕事か」というクロージング的な感じの意味で、その施術の時間だけで効果を考えているのではなく、「半年から1年後」までのタイムスパンで効果を考える、という視点も含みます。実際に、私も全体の10セッションを受けたときに、ロルファー（施術者）から「これで10回終わりましたが、今後、半年から1年かけて身体が変わってきますから」と言われたのを鮮明に覚えています。

さらに、ロルフは、エネルギー医学的な視点ももっていました。「結合組織が全身の各所に存在するということは、その基質であるコロイド状のゲルも全身に存在するということであり、ボディワークがもたらす種々の効果は、加わる圧力の変化に応じてゲルが形を変えることによると推察できる」と考えていました。物理学では、コロイド状の硬いゲルにエネルギーを加えると、液体的な柔らかいゾルに変化することが知られています。

ゲル状基質のゾル化および再ゲル化には、もう一つの効果があります。それは、基質の海綿状の間質に取り込まれていた有害物質が、ゾル化―再ゲル化の過程で放出されるという点です。有害物質や代謝による老廃物は「結合組織」中に蓄積される可能性が高いので、結合組織の問題や膠原病と関連があると言われています。

また、身体のタンパク繊維（膠原繊維や弾性繊維など）の密な部分の運動不足や血行不良は、脱水状態を引き起こし、ゲル状の基質を収縮させるため、この部分にある細胞に情報やエネルギーが伝わらなくなるというエネルギー的な視点からの見解もあります。

(2) マインド

これは、「心」の領域ですので、第2章とかなり重なっています。ここでは、第2章ではあまり触れなかった「何かに取り組み、熱中する（意欲を出す）こと」という面について補足的に取り上げるようにします。つまり、心の「マイナス面」に対処する通常の心理療法よりも「ポジティブ」な方向について紹介します。

通常では、病気のような問題や障害があると、まずは、その原因に対処することが必要と考えるのは当然です。そういう意味で、まずは「マイナス面」への対処をしている通常の心理療法があるわけです。ところが、一方では、誰でも、不得手な面や短所、欠点はありますので、それを矯正することばかりしていても、その人の良さや力が活かされない、自然治癒力が働かないという面もあります。

心理学・心理療法においては、有名なアウシュビッツの体験から『夜と霧』を書いたヴィクトール・フランクルなどが、生きる意味などを追究する「実存心理学」を創始しています。ここからは、アウシュビッツという絶望的な状況の中でも、「希望を失わない心」とか「レジリエンス」（心の自然治癒力、立ち直る力）をどうもつかについて学ぶことができます。

そして、「人間の欲求」を見つめたアブラハム・マズローは、「高次の欲求」を探求する「人間性心理学」を開拓しました。「生理の欲求」や「安全の欲求」など健康や生活の面はもちろん大事ですが、「社会的欲求と愛の欲求」「承認（尊重）の欲求」「自己実現の欲求」など高次の欲求を満たすことによって、より満足感や幸福感を感じることは大切な視点です。

さらには、人間の長所や幸福感に注目する「ポジティブ心理学」へと進んできています。これは、1998年にアメリカ心理学会会長になったマーチン・セリグマン博士が推進したものです。主観的に幸福な人は、そうでない人に比べて、病気が少なく、寿命が長く、収入が多いという調査結果があり、人は幸福を感じるようになると、生産的、行動的、健康的、友好的で、創造的になるとされています。

さらに進んだ方向には、マインドを超えてスピリットの領域を中心にすえた「トランスパーソナル(超個)心理学」があります。マズローは、晩年にその自己実現の理論の最上位に「自己超越の欲求」というスピリチュアルな領域を置いていたことから発展してきています。

(3) スピリット

前述した「トランスパーソナル」な視点がこのスピリットの領域ですが、具体的には、「瞑想法」や「座禅」などの心理療法を超えた技法になります。健康を保ったり、健康増進したりする目的では、この瞑想や座禅を5分間でも継続することで十分に役立つと言われています。

さらには、「ヒーリング」の中にも、見えないエネルギー体や魂のレベルにアプローチすることから「スピリチュアル・ヒーリング」という名称になっているものもあります。

ここでは、「ボディ―マインド―スピリット」のすべてにアプローチしている治療体系をいくつか紹介しておきたいと思います。

①アーユルヴェーダ

アーユルヴェーダは、インドに発祥した伝統医学であり、一般的には「自然療法」というイメージになっています。もちろん、治療に用いる材料はすべて自然のものですので、自然療法というとらえ方もできます。

しかし、アーユルヴェーダの研究家で、ホリスティックな視点をもつ上馬場和夫先生は、「アーユルヴェーダは〝生命の科学〟であること」、そして、「ヴァータ、ピッタ、カヴァという3つの体質は、エネルギーレベルのことであり、アーユルヴェーダはもっと奥のスピリットにあたる〝意識・記憶・情報〟のレベルの科学でもある」と説明しています。

つまり、アーユルヴェーダは、スピリットまでを視野に入れた、まさにホリスティックな体系であることを理解する必要があります。

最近では、ヨガブームとも相まって、わが国でもしっかりとした教育システムが整ってきたとともに、その教育機関に付属して専門的な施設も設置されるようになってきました。

体質の改善のような深いレベルの治療もできますので、慢性病の人にも有用性が高い治療体系と言えます。

②シュタイナー医学（アントロポゾフィー〈人智学〉医学）

ルドルフ・シュタイナー博士によって始められたアントロポゾフィーを基盤として、イタ・ヴェーグマン医師（1876〜1943）の協力の下に創始されました。ドイツを中心に、現在では60以上の国々で実践され、2万人以上の医師や8000人近い各種療法家（芸術療法士、看護師、治療教育家など）がこの医療に携わっており、日本でも実践されています。

アントロポゾフィー医学では、人間を身体、心、精神の統合された全体性としてとらえ、各個人の生き生きとしたあり方を尊重し、従来の医学を否定するものではなく、補完しながらホリスティックなアプローチで拡張しています。

具体的には、自然由来のさまざまな薬品や、入浴、湿布、特別な（リズム）マッサージを用いた特定の理学的・看護的な療法、さらに造形、線描、絵画、音楽療法、オイリュトミー療法（ルドルフ・シュタイナーによって始められた運動芸術療法）などの「芸術的治療法」があり、患者本人が治療者の指導のもとで自己治癒のプロセスを呼び起こし、この自己能動的で創造的な行為を通して健康になることをめざしています。

③神智学・秘教治療

ロシアのブラバツキー夫人（1831〜1891）によって伝えられ、夫人が創設した〝神智学協会〟が基本となり、その後、アリス・ベイリー（1880〜1949）によって伝えられたものを「秘教」と言います。

『秘教治療』という本における中心的な治療観は、「すべての病気は魂の生命が抑圧された結果である。これはすべての王国のすべての形態に関して言えることである。治療家の技術は魂を解き放つことである。そうすることで、魂の生命は特定の形態を構成する器官の集合体に流れ込むことができるようになる」とされています。

また、治療の目的については、「その結果は、完全な治癒かもしれないし、肉体のカルマ的な限定によって不利をこうむらずに病気を抱えたまま生き続けることを可能にするマインド状態の確立かもしれない。もしくは、患者が肉体からの適切な解放を（喜びのうちに容易に）達成し、死の門を通って完全な健康へと進むことを可能にするものかもしれない」としており、単に肉体の視点だけでなく、明確に魂の視点から病気や死をとらえる医療観をもっています。

④ケイシー療法

エドガー・ケイシーは、催眠状態で種々の「預言」をしたのですが、それが「リーディング」と言われるようになり、その内容の7割が病人の治療に関する「フィジカル・リーディング」だったのです。

その内容は、食事療法、脊椎矯正、解毒法や、種々の自然のものを使った自然療法、植物療法などが組み合わされており、アメリカのホリスティック医学会の創立者の中心がケイシー療法の医師だったため、「ホリスティック医学の父」とも言われます。

ケイシー療法の素晴らしい点は、一見、スピリットのようですが、まずは「body（身体）」に対する治療法をきちんと指示し、そして身体だけにとどまらず、「mind（心）」のもち方を大事にし、さらには人間の本質は「spirit（魂・霊性）」であることまでしっかりつながっていることです。

しかし、日本ではどうしても怪しいイメージがつきまとってきましたが、日本エドガー・ケイシーセンター会長の光田秀氏により、『エドガー・ケイシー療法のすべて・全6巻』（ヒカルランド）の発行が始まり、体系的に理解できるようになりました。

(4) シャドー

「シャドー」とは「影」ということで、「自分の影に気づき、自分と統合するためのワーク（シャドーワーク）」の重要性ということになります。一方では、人間は理想的な自分を「ペルソナ（仮面）」として作って生きています。この対極にある理想的でない、隠したい自分の部分が「シャドー（影）」となります。

実は、誰でも「長所・得手」な部分と「短所・不得手」な部分があるのが普通ですが、どうしても人間は影である「短所・不得手」な部分を見たくないため、否定・抑圧するようになってしまいます。

「長所・得手」な部分を「光」としますと、「短所・不得手」な部分は「影」ですが、通常、「光」だけにすることはできず、「光」が強いと「影」もはっきりするようになります。つまり、「光」と「影」はセットで存在するもので「光／影」という状態なのです。

そして、重要な点は、「影」と「闇」との違いです。「闇」は避けたいという思いから、当然の存在である「影」を抑圧していると、蓋をするために多大なエネルギーを使ってしまいます。また、「影」を「闇」と混同していますと、「怖れ」を感じるようになり、ずっと抑圧していると、影から闇に変わってしまうことにもなります。

通常の心理療法で言う「投影」「転移」という現象はこの「影」がかかわっていることなのです。そして、スピリット領域の瞑想法や座禅では、影に対面・対処せずにそのまま流していくため、あえて「シャドー」という項目を立てて、「シャドーワーク」を行なう意義があるのです。

逆に、どんなに素晴らしいボディやマインドやスピリットのケアをしていても、このシャドーが大きいまま残っていますと、そこで、エネルギーや治癒力が奪われてしまうので、慢性病の人にとっても重要なポイントとなるのです。

ユングは「影」と真摯に向き合うことを勧め、「影（怖れ）を統合する」ことを「個性化の過程」と呼びました。具体的な方法としては、自己観察や夢日記などもありますが、次のようなワークがあります。

▼［影］の「3―2―1プロセス」

通常、「影」は普段は気がつきにくいために「影」

と呼ばれます。そこで、まず、いきなり「影」を見つけようとせずに、「社会」（3人称）を見つめることから入ります。

〇3人称……社会の中で「気になっている人・事」を見つけます。気になることには、自分の「影」の「投影」が現われているからです。

〇2人称……気になっている人・事と「対話する」。3人称のままでは、自分の外の問題になったままですので、「向かい合う」のです。

〇1人称……向かい合って対話していく中で、それが自分の影（投影）と気づくことによって、「影を統合する」ことになります。

以上、4つの視点を見てきましたが、「ホリスティック医学」の視点で重要なことは、この4つのすべてを見つめて、すべてに取り組むことです。

これを「クロス・トレーニング」と言い、4つの中で重要なことが1つあったとしても、いつもその要素だけに取り組んでいるのではなく、ときには、他の要素にも取り組むことで、重要な要素にクロスして影響が出ることになります（スポーツ選手が練習するだけでなく、座禅もするなどの例がわかりやすいでしょうか）。

2 植物療法

「植物療法」とは、文字通り「植物」を治療に活用している療法を表わす言葉です。

一般的には、植物療法は「ハーブ」のイメージが強いようですが、香りを活用する「アロマセラピー」も含まれますし、最近注目が高まっている「フラワーエッセンス」、森林環境で行なわれる「森林療法」、そして、植物を植えたり育てたりする「園芸療法」が代表的なものとなります。

「生薬」（漢方薬）（写真3―1）は、植物療法ではありますが、わが国では薬として分類されており、すでに第2章で説明しました（104頁）。

(1) メディカルハーブ（ハーブ療法）

通常、単に「ハーブ」と言った場合には、医療・健康に用いるだけでなく、ガーデニングに用いる場合や、料理のスパイスとして用いる場合、衣料の染色に用いる場合など、その用途はとても広くなります。

このため、医療・健康のために用いるハーブを「メディカルハーブ」（写真3−2）と言い、ハーブの成分を用いた治療を「ハーブ療法」と呼びます。

そして、世界中にその土地のハーブを健康のために用いてきた歴史がある中で、一般的には、西洋で用いられていたものを指していますが、わが国でも「薬草」として各地で用いられてきました。

メディカルハーブは、通常は「ハーブティ」という浸剤（茶剤）の形で用いるイメージですが、水溶性と脂溶性の両方の有効成分をアルコールで抽出した「チンキ剤」、脂溶性成分を抽出する「浸出油剤」などもあり、さらには、湿布剤、パック剤、軟膏剤など皮膚に作用させる形状

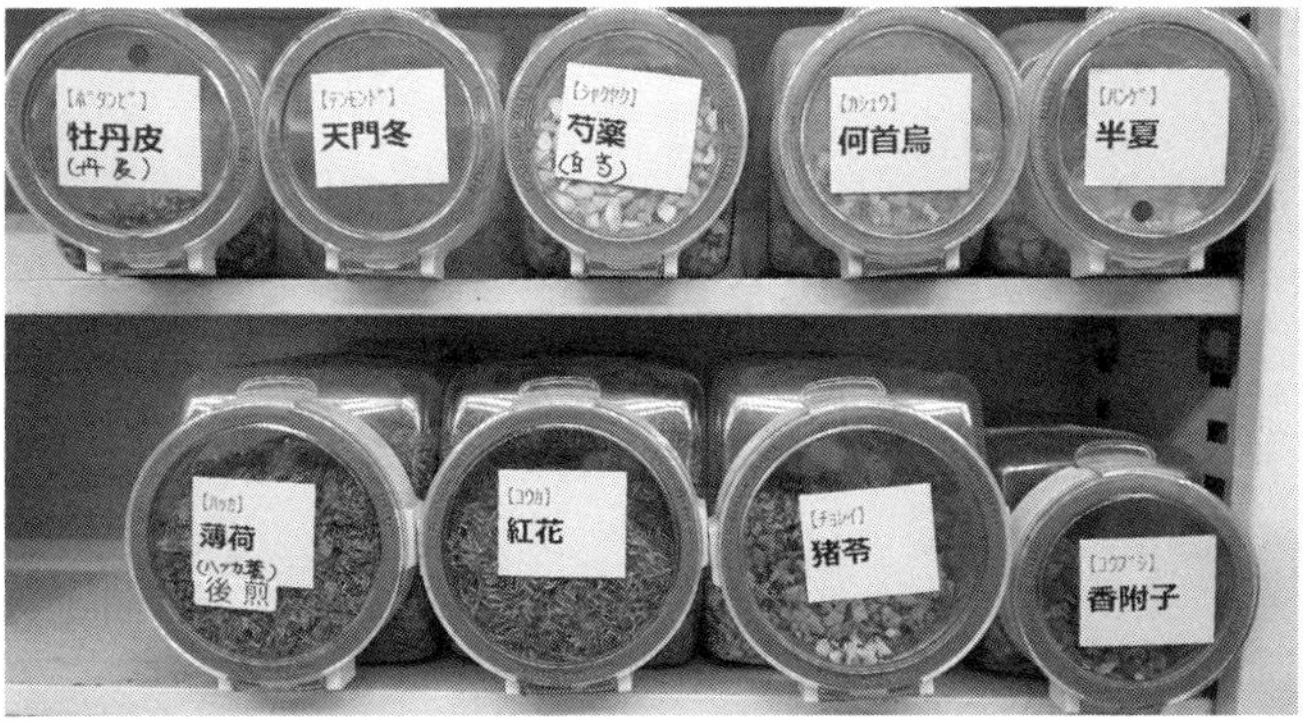

写真3−1　生薬（提供：あやめ薬局）

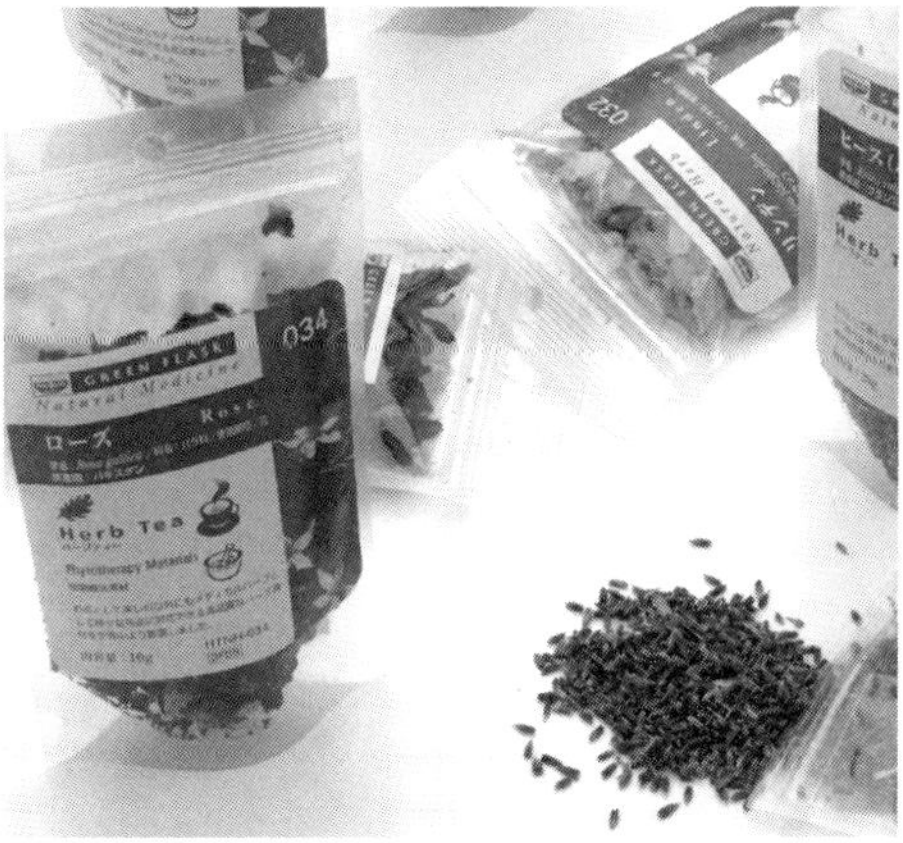

写真3−2　メディカルハーブ
（提供：（株）グリーンフラスコ・林真一郎氏）

や、入浴剤などもあります。

作用としては、ＮＰＯ法人日本メディカルハーブ協会では、

○抗酸化作用
○生体防御機能の調整作用
○薬理作用
○抗菌作用、抗ウイルス作用
○利尿、発汗、消化などの代謝促進作用

などをあげています。

素材が自然の植物ですので、マイルドなものが多く副作用も少ないことから、慢性病の人にとっては基本的に連用しやすく有用性が高いものです。

また、実際に買い求めるときの注意点ですが、ハーブには似たものや、同じ名前でも種類がたくさんあるものもありますので、そのハーブの学名で注文することが不可欠です。

例えば、ハイビスカスという植物はよく知られており、通常は艶やかな花のイメージですが、メディカルハーブとしては、花のきれいな品種ではなく、クエン酸を多く含んでおり疲労回復に適した、別名「ローゼル」ともいう品種を用います。このため、学名を伝えてもわからないショップは、ガーデニング用のハーブを求めるには適していても、メディカルハーブには適していないことになりますので、注意して下さい。

(2) アロマセラピー

アロマセラピーは、植物の「精油」（写真３―３）の香りを中心として活用するもので「芳香療法」とも言われます。人間の「嗅覚」を活用した療法でもありますが、嗅覚は五感の中でも最も原始的な感覚とされ、記憶や情動とも関連が深い性質があります。

通常は、良い香りによって癒しを得るなどの「心理的、リラックス効果」がよく知られていますが、精油や香りの効果、作用はそれだけではありません。日本では、癒しやファッション的なイメージで広がってしまっている印象が強いですが、欧米では、植物療法の一つとして研究されてきているものです。

精油が生体に働きかけるルートには、以下のものが

あります。

○脳への神経を介して働きかけるルート……これが鼻の嗅神経を介して「嗅覚」から働きかけるルートです

○皮膚から血液に入るルート……いわゆるアロマトリートメント（マッサージ）などを行なった際に、皮膚から吸収されるルートです

○呼吸によって肺から血液に入るルート……精油は揮発性のため、空気中から吸気によって肺に入り、肺胞の毛細血管から入るルートです

そして、精油の作用には、

◎鎮静、鎮痙作用……瞑想用の精油もあるほどです

◎抗菌、抗ダニ作用……かなり強力であり、耐性菌を作りづらい点も有用です

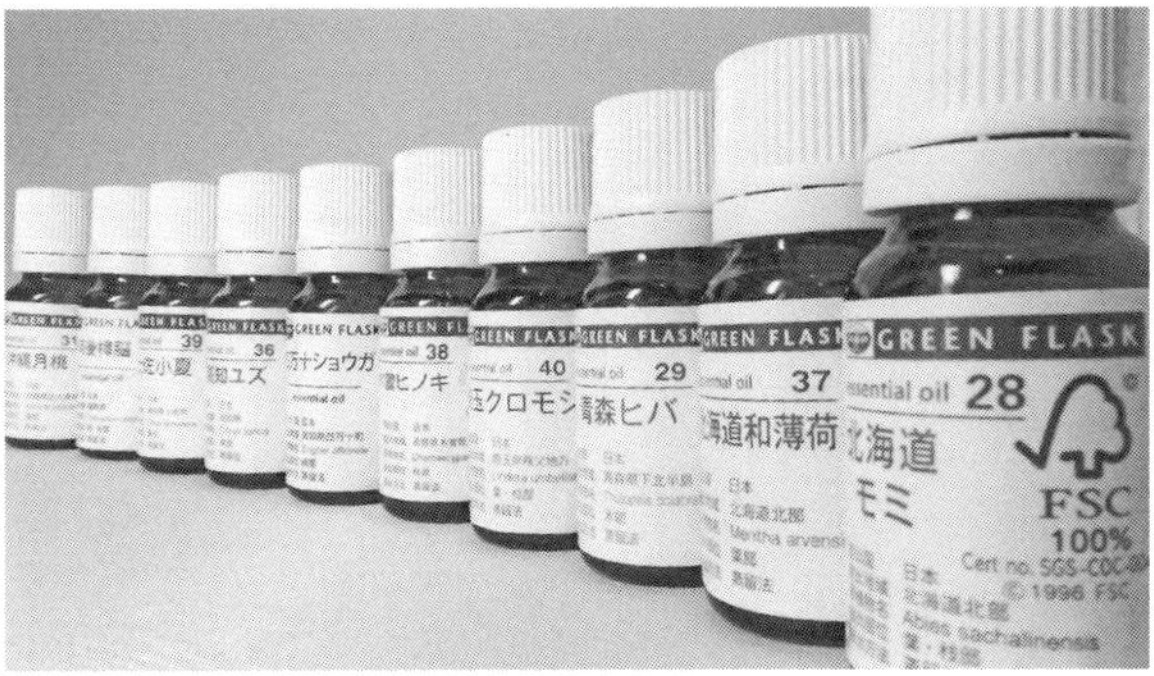

写真3−3　精油
（提供：（株）グリーンフラスコ・林真一郎氏）

◎消化機能亢進作用……ペパーミントなどが代表です

◎去痰作用……ユーカリが知られています

◎ホルモン調整作用……特に女性ホルモンに対してクラリセージが知られています

◎消炎作用……ローマンカモミールが代表的です

◎忌避作用……レモングラスなどの虫除けのような作用です

などがあります。

適応や用途としては、心理的な作用をもたらすイメージですが、単に不安や抑うつに効くといったものではなく、オレンジの花で香しいネロリは「ストレスなどによって沈み込んだ感情を優しく包み込んで高揚させる」、「香りの女王」とも呼ばれるローズ（オットー）は「バラの花弁のゴージャスな香りは、精神的な落ち込みや悲嘆を優しくなぐさめ、危機からの脱出を促す」など、根底から働きかける面があります。

また、「身体」にも作用するため、スポーツ領域でも活用されています。さらに、「サトル・アロマセラ

ピー」というサトル・ボディに働きかけるアプローチも行なわれていますので、まさに「ボディ―マインド―スピリット」すべてにわたって活用できるのがアロマセラピーです。

(3) フラワーエッセンス

このフラワーエッセンス（写真3―4）は「花療法」という別名もあり、この文字の表現だけからはとても素敵な魅力的なイメージになりますが、植物療法の中で最も不思議な療法と言えるでしょう。それは、今までのメディカルハーブが成分、アロマセラピーが精油という物質を用いていたのに対して、フラワーエッセンスは「花のエネルギー」を用いるものだからです。

フラワーエッセンスとしては、イギリスの医師エドワード・バッチ博士が開発した「バッチ・フラワーレメディ」が有名ですが、その後、現在では、世界各地にさまざまな種類ができており、花以外のもののエッセンスを活用するものまであります。

バッチ博士の病気・治療観は、

○私たちの性質の内部には、「神性」が存在し、私たちは悪いものすべてを克服できる力をもっていると悟ること

○病気の基本原因は人格と「魂」との間の不調和にあると知ること

○そういう葛藤を引き起こしている欠点を見つけ出す意志と能力をもつこと

○それとは反対の美徳を発達させることによって、そうした欠点を取り除くこと

が基本の考え方となっています。単に花のエッセンスを飲用するだけではなく、その病気・治療観が「ボディ―マインド―スピリット」すべてにわたるホリスティックな視点に立っていることが素晴らしい点です。

実際のバッチ・フラワーレメディは、38種類からなっており、その他、救急用のレスキューは5種類のブレンドになっています。

バッチ博士は、医学についても、「本来の医学校においては、病気の最終結果や、病気が作り出す症状に

関心を寄せることなく、実際の身体上の障害にとらわれ過ぎることもなく、症状を一時的に緩和するだけのために薬や化学薬品を投与することもないでしょう。

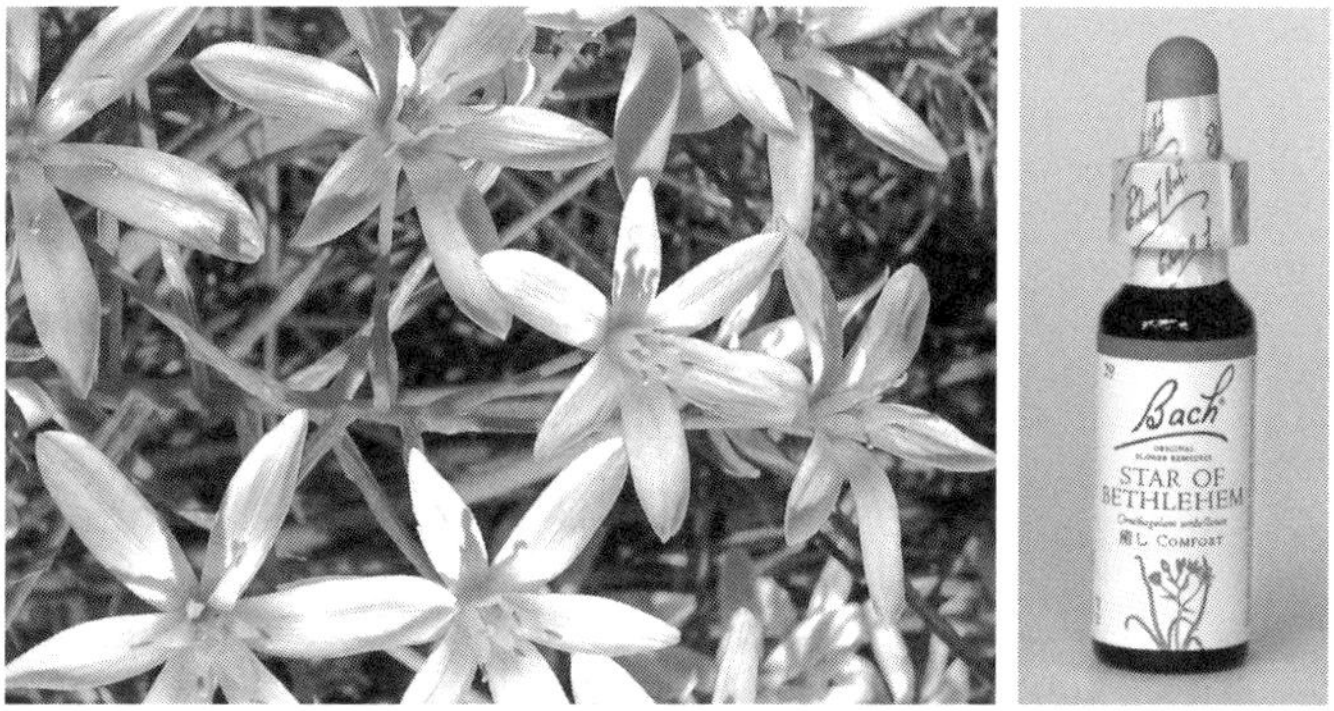

写真3−4　フラワーエッセンス
左：スターオブベツレヘム、右：ボトル
（提供：A. Nelson & Co.（バッチホリスティック研究会・林サオダ氏より））

病気の原因を知り、目につく形で身体に現われる結果は単に二次的なものでしかないことを心に留めて、身体と魂と心の間に調和をもたらすことに努力を傾けるでしょう」（『なんじ自身を癒せ』バッチホリスティック研究会刊）と、まさにホリスティックな視点からの示唆に富んだ見解を述べています。

(4) 森林療法

ひと昔前から〝森林浴〟という言葉は人口に膾炙《かいしゃ》するようになりましたが、最近になって〝森林療法〟という語が使われるようになってきました。

よく知られている〝森林浴〟という言葉は、緑豊かな森林に浸りフィトンチッドを浴びてリフレッシュする、という気持ち良いイメージが浮かびますが、〝森林療法〟という言葉はもう一歩踏み込んだものであり、文字上は「森林」と「療法」が合わさった言葉ですので、「森林を用いて何か療法を行なうこと」とか、「治療のために森林という場を使う方法」という感じになります。

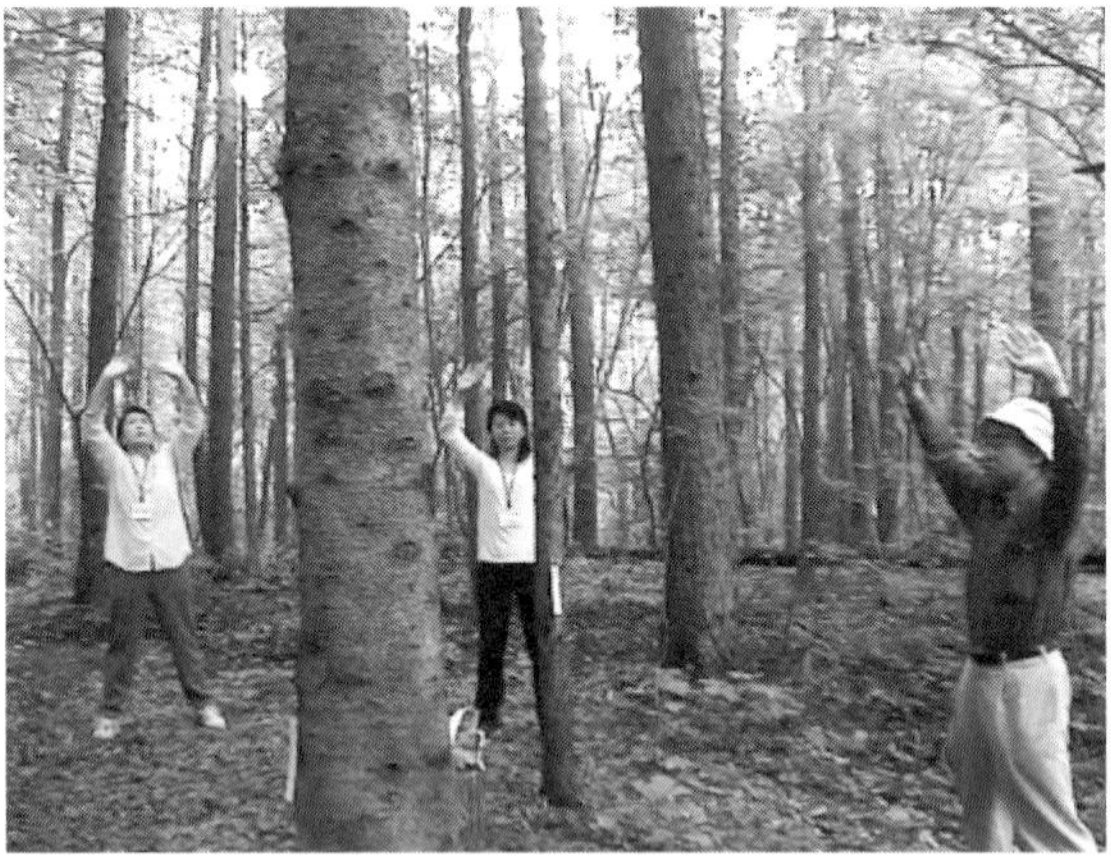
写真3—5　森林療法の樹林気功の風景

もう少し広い視点でとらえますと、NPO法人日本森林療法協会では「森林を活用してヘルスケア（健康増進—医療—福祉にわたる対処）を行なうこと」としています。

森林療法の要素をあげますと、

○森林のフィールド……都市部では、大きな都市公園でも十分です。

○プログラム……①森林浴・森林散策（ストレス緩和や癒し）、②森林ウォーキングなどの運動療法的なもの（地形療法、気候療法、ノルディックウォーキングなど）、③森林を活用した（セルフ）カウンセリングなど心理療法的なもの、④森林での養生法（呼吸法、樹林気功〈写真3—5〉、森林ヨガなど）、⑤森林での作業療法（森林管理作業を活用した療法—精神科や福祉領域でよく用いられます）、⑥森林でのレクリエーションを活用したもの（自然体験やゲームを用いてグループでのコミュニケーション能力を上げるなど）など。

以上のように、目的に応じてさまざまです。

▼森林療法の効果

○ストレスホルモンが減少……40分の森林浴によって、唾液中のコルチゾールというストレスホルモンが減少することがわかっています（森林総合研究所・宮崎良文氏）。

○生理的にリラックス……森林浴時には脳の前頭野の

活動が鎮静化し、交感神経の活動が抑制され、拡張期血圧も有意に低下するという結果が出ています（森林セラピー研究会）。

○ナチュラルキラー細胞が活性化……2泊3日で森林保養地に滞在した人は、免疫のナチュラルキラー細胞の活性が約1か月間高い状態が続くことがわかっています（林野庁「森林の健康と癒し効果に関する科学的調査」）。

(5) 園芸療法

メディカルハーブ（ハーブ療法）では、ハーブや植物を、飲用したり塗布したりして用いますが、この園芸療法は「ガーデニングハーブ」的な位置づけになるものです。実際に、屋外で、植物を「育てる」「収穫する」「食べる」「作る」などを行なうことで、治療を行なうアプローチです。

しかし、ガーデニングのように単に楽しいということだけでなく、治療ですので、「社会とのつながり」や「自分の存在意義」を感じて、「生きがい」に通じるという目的をもって行なうものです。植物の成長に合わせて必要な行為を自分の手で行なうことは、「達成感」や「充足感」をもたらし、「自分が役に立つ」という「自己評価の向上」につながるという視点があります。

具体的に、日本ホリスティック医学協会の植物療法ネットワークにおいて報告された、あるケースからご説明します。

①あるケースのポイント

「自分」を見つめ直し、「自然の中」に身を置き、「植物からの恵み」を受けて、「自己を肯定」し、評価を向上させること。

②提案された内容

○散歩……自然の環境に触れること。何も遠いところまで行かなくても、近隣の公園からでよい。これは、日本森林療法協会の考え方とも一致する。

○植物を育てる……種まき、育苗など。育てることによって、「生きがい」が生まれるようになる。
○植物を身近に置く……生きている植物に触れることによる癒しやエネルギーをもらえる。
○育てた植物やハーブで簡単なクッキングやクラフトを行なう……特に、「自分で育てた」ハーブや野菜はおいしく感じられる。また、クラフトを作ることによって「充実感」も味わえることにつながっていく。

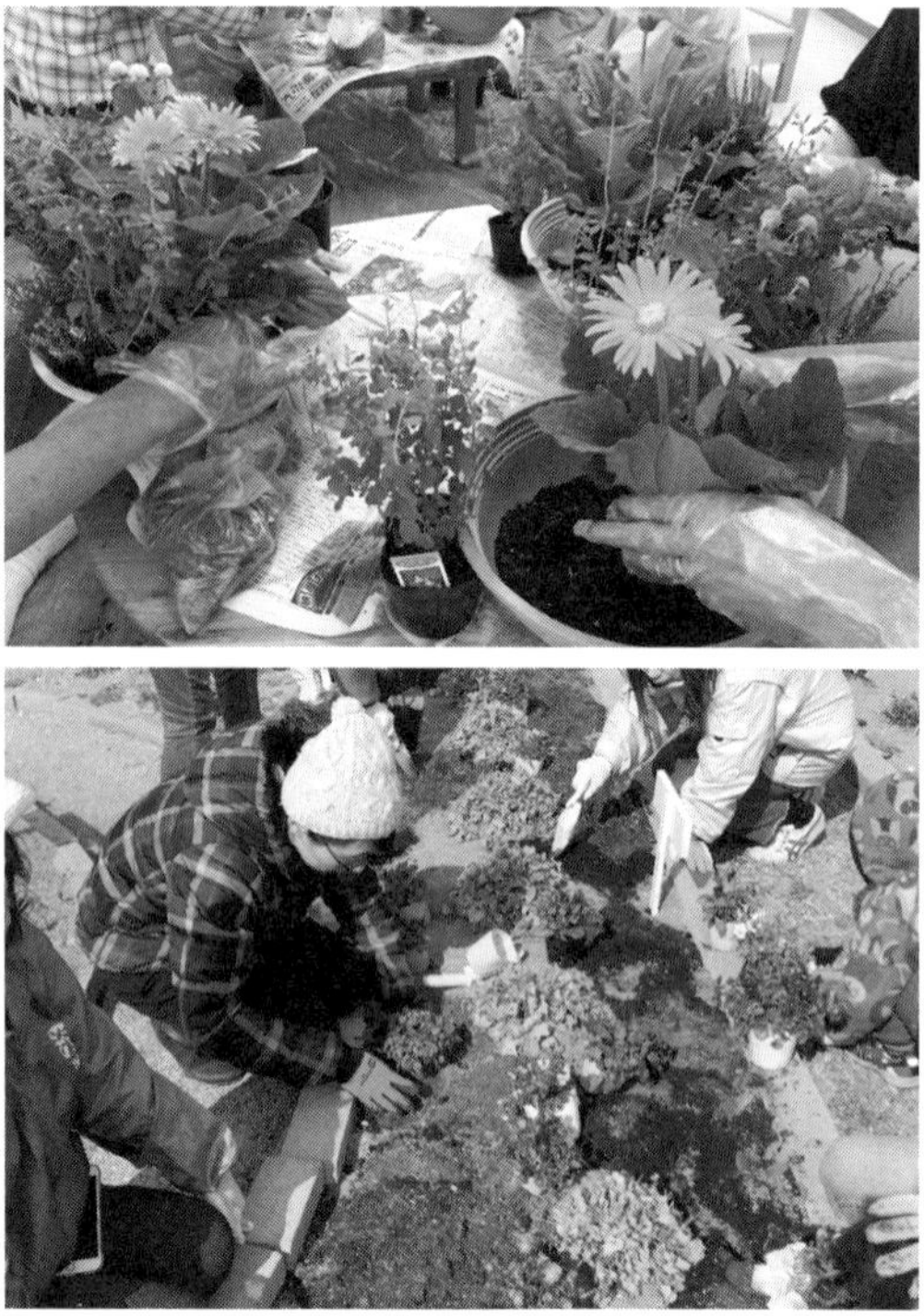

写真3−6　園芸療法の風景
（提供：（株）HERB AND CRAFT　専門認定登録園芸療法士・宍戸多恵子氏）

このように、フワッとした感じを受ける「園芸療法」ですが、かなり構造がしっかりしており、始める前に「目標」をしっかり本人とセラピストとの間で決めるそうです。その目標を達成したら、また新たに目標を見直して、新しい目標を設定して、また取り組んでいく、という基本的な構造になっています。

このため、慢性病の人にとってのＱＯＬ（人生・生活の質）や治癒力の向上につながる面があると言えるでしょう。

植物を用いた療法である「植物療法」は、イメージが良く魅力的ですが、この植物療法を「ホリスティック」な視点で行なうとはどういうことなのでしょうか。

まず、「ホリスティック植物療法」の考え方としては、以下のことが考えられます。
○単に植物を用いるだけでなく〝body—mind—spirit の視点〟から植物を用いること

○植物療法を「組み合わせて」body—mind—spirit すべてにアプローチすること

バッチ博士が植物の効果について言及した『病と治療に関する基本的考察』という文献から、次の2つの言葉を検討してみましょう。

Ⓐ「薬草療法」だけでは「波動を高める」が、そうすることによって、心身を浄化し癒してくれる「霊的な力を低下させてしまう」

Ⓑ完全な「顕花植物」だけが「波動を高め」「霊的な力で満たせる」

これをよく読みますと、Ⓐは、「薬草療法＝メディカルハーブ」は「波動を高める」が「霊的な力は低い」ということであり、Ⓑは、「顕花植物＝フラワーエッセンス」は「波動を高め」「霊的な力も高める」ということになります。

実は、シュタイナーは植物について、『秘されたる人体生理』（イザラ書房）の中で次のような説明をしています。

○薬草を単に栄養物として摂取しても、大して効果は期待できません。植物のもつ固有の性質をそのまま生体内に取り込もうとするなら、それを栄養物として摂取しても無駄です

○植物がもつ最も高次な構成要素はエーテル体ですので、……（中略）……植物的なものは栄養物の流れがエーテル体に取り込まれる地点で吸収されますから、その前段階である消化管にあるうちは治療薬として作用しません

つまり、植物で重要なものは「エーテル体」、つまり、「物質・成分」よりも「エネルギー体」であると言っているのです。

3 ソマティック心理療法

一般には「心身相関」とか「心身医学」と言われ、「心」の状態が「身体」へ影響することへ注意が呼びかけられていますが、実は、逆に「身体」の状態が「心」に影響することにも留意する必要があります。

また、本当の「心」の状態はなかなか自分では把握できないものですので、〃ボディランゲージ〃という言葉もあるように、「身体」の状態をチェックすることで自分の「心」の状態を理解する重要性にもつながっています。

このような「身体」の状態から「心」への影響を研究する領域は「ソマティック心理学（身体心理学）」と呼ばれ、最近、注目を集めており、わが国では、日本ソマティック心理学協会という団体が精力的に活動を行なっています。〃ソマティック〃とは「生きている身体」、または「身体性」を意味しますので、ソマティック心理学とは「身体心理学」となります。

心理学・心理療法における潮流として、従来型の言語（認知）中心的な面に、非言語的な面（情動、身体性）を統合する領域、アプローチが注目を集めています。心と身体を別のものとして考えるのではなく、本質的に「心と身体は一体である」と知ることを重視する考え方です。

具体的には、よく知られている「自律訓練法」という方法も、身体からアプローチしていく心身医学的療法の代表的なものです。ストレスなどによって、心の状態が不安定になり、その結果、身体の状態が不調になっている人に対して、言葉を用いて通常の心理療法を行なうのではなく、「手、足、額、胸、お腹」などの身体に働きかけていくことによって、身体の緊張やこわばりを和らげ、症状を軽減するとともに、心の落ち着きを取り戻すことを目標にしている技法です。

このように以前からも、治療法の中に一部「身体→心」の方向に働きかける方法はあったのですが、最近になって、この「身体→心」の方向性の意義がよりはっきりしてきたために、その種類の治療法が増えてきている状況になっています。

▼「トラウマ」へのアプローチに有効

この「ソマティック心理学」は、特に「トラウマ」の対処に対しての有効性が高いことから注目が高まっているとも言えます。「トラウマ」は、最近では、心の問題だけではなく、「身体の問題にもかかわる要因」として注目されていますので、実は、慢性病の人にとっても重要な視点と言えます。

トラウマになるような出来事は、一般的には大規模な洪水や津波の被害に遭うとか、交通事故に巻き込まれるとかの事例がわかりやすいですが、もっとプライベートな場面で生じることもあります。例えば、生命や個人の人格が危機にさらされるような身体的暴行、あるいは性的暴行を受けるといった状況です。

また、重篤な病になったり、介護をせざるをえない状況になったり、望まなかった別離に出会ったりしたときなどは、心理的にもトラウマにつながることがあります。いわゆる「喪失のトラウマ」には、安全や安心感の喪失（仕事や家庭の喪失）、自己の喪失（評価の喪失や手や足など身体的喪失）、信頼関係の喪失（秘密の発覚や裏切り）といった心理的な喪失、そして、子どもの喪失、死産や障害をもつ子どもの出産などがあります。

これらのトラウマによって、心だけでなく、身体の緊張やこわばりなどが続くことによって、心身両面の慢性的症状を引き起こすことがあります。

通常の現代医学によっても原因がわからない慢性症状の人は、トラウマの視点からアプローチしていくと、思わぬ効果が生まれることがありますので、知っておかれるといいでしょう。

その際に、正面から言語的に（思考の面から）心理状態を探っても、なかなか自分では気がつかないことが多いため、そういう場合には、

○（顕在意識ではなく）潜在意識にアプローチする
○（思考ではなく）感情にアプローチする
○（心ではなく）身体にアプローチする

などのアプローチが効果的と言われています。

この分類の中の3番目に取り上げた「（心ではなく）身体にアプローチする」方法の代表的なものが、この「ソマティック心理療法」ということになります。そして、ソマティック心理療法の中で、特に「エネルギー」の視点からアプローチしているのが「エネルギー心理学」と言われるものです。

M・フリップスは『最新心理療法：EMDR・催眠・イメージ法・TFTの臨床例』（春秋社）で、「エネル

ギー心理学」を下記のように分類しています。
○ＥＭＤＲ……トラウマのための急速眼球運動の技法
○催眠療法……エリクソン催眠、エゴステイト・セラピー
○イメージ療法
○身体エネルギー療法……ＴＲＥ〈トラウマ解放エクササイズ〉、ＴＦＴ〈思考場療法～注：この発展形としてＥＦＴ〈感情解放テクニック〉、ＭＲ〈マトリックス・リインプリンティング〉〉、ＳＥ〈ソマティック・エクスペリエンシング〉〉

(1) ＴＲＥ（トラウマ解放エクササイズ Tension & Trauma Releasing Exercise)

ＴＲＥは、デビット・バーセリー博士が開発した、トラウマ的経験による肉体的または感情的なストレス・緊張を解放しながら、身体からより健やかになっていくボディワークです。

７つの簡単なエクササイズによって起こる自然な身体の振動によって、身体が記憶している緊張パターンを脳神経を介して解放して、統合させることができるとされ、言葉やマインドを介さずに、心地良く身体から緊張を手放せるメソッドは、今まで言葉を使った一対一のカウンセリングが主要な方法だったメンタルケアの分野では革新的でした。

(2) ＴＦＴ（思考場療法 Thougt Field Therapy)

ＴＦＴは、ロジャー・キャラハン博士が１９７０年代の終わりに発見し発展させてきた、経穴をタッピングすることで心理的問題の症状を改善させていく療法です。

エネルギーの混乱を引き起こしているパータベーション（心的動揺）の状態を解消するために、思考場にアクセス（チューニング）して、不快感に対して有効なツボを適切な順番でタッピングすることで解決するとされ、そのための手順が体系化されており、どのツボをどの順番でタッピングするかは、アプライド・キネシオロジーの筋テストを応用してまとめられてい

ます。

東ヨーロッパの内戦でトラウマを負った人びとへ行なわれた研究で、ほぼ１００％の効果があったという報告で注目を集めましたが、身近な例では、急に電車に乗れなくなった場合に心理療法では効果が見られなくても、このＴＦＴで解決した例もあります。

エビデンスのある治療法として米国政府のエビデンス登録機関（ＳＡＭＨＳＡ）に登録されており、特に以下の点で効果があることが認められています。

Ⓐ個人のレジリエンス（自発的治癒力）・自己概念、Ⓑ自律、Ⓒトラウマ・ストレス関連の障害と症状、Ⓓ抑うつとうつ症状、Ⓔ一般的な機能と健康、Ⓕ恐怖症・パニック・全般性不安障害とその症状、Ⓖ特定不能およびその他のメンタルヘルスの障害と症状

（３）ＥＦＴ（感情解放テクニック Emotional Freedom Technique）

ＥＦＴは、ギャリー・クレイグ氏によるＴＦＴの改変版で、タッピングする経穴を簡略にして行ないやすくするとともに、問題になっている「感情」にも焦点をあててタッピングして解放する療法です（写真３―７）。

感情とは、「あるエネルギーに名前がついたもの」であり、その性質とは変化・変容するものであるという認識に立ちます。また、エネルギーとは生命のエネルギーであり、一つの生命のエネルギーがあらゆる形となり、感情もその一つである。したがって、感情を押し殺すということは、生命の流れを止めてしまうことであるとします。

そして、さらに「感情」には必ず「思い（＝言葉、思考）」がついているため、「感情」と「思考（思い）」は常に共同作業をしているととらえます。ＥＦＴでは、表層の感情から深い感情にたどり着くために、この感情に付随している「思い」を見つけ出し、その言葉を使いながらタッピングをします。

そして、思いを患者さんから引き出すために、患者さんの「深層心理を導き出す」ことが同時に必要であるため、ただツボをタッピングするだけではなく、「問

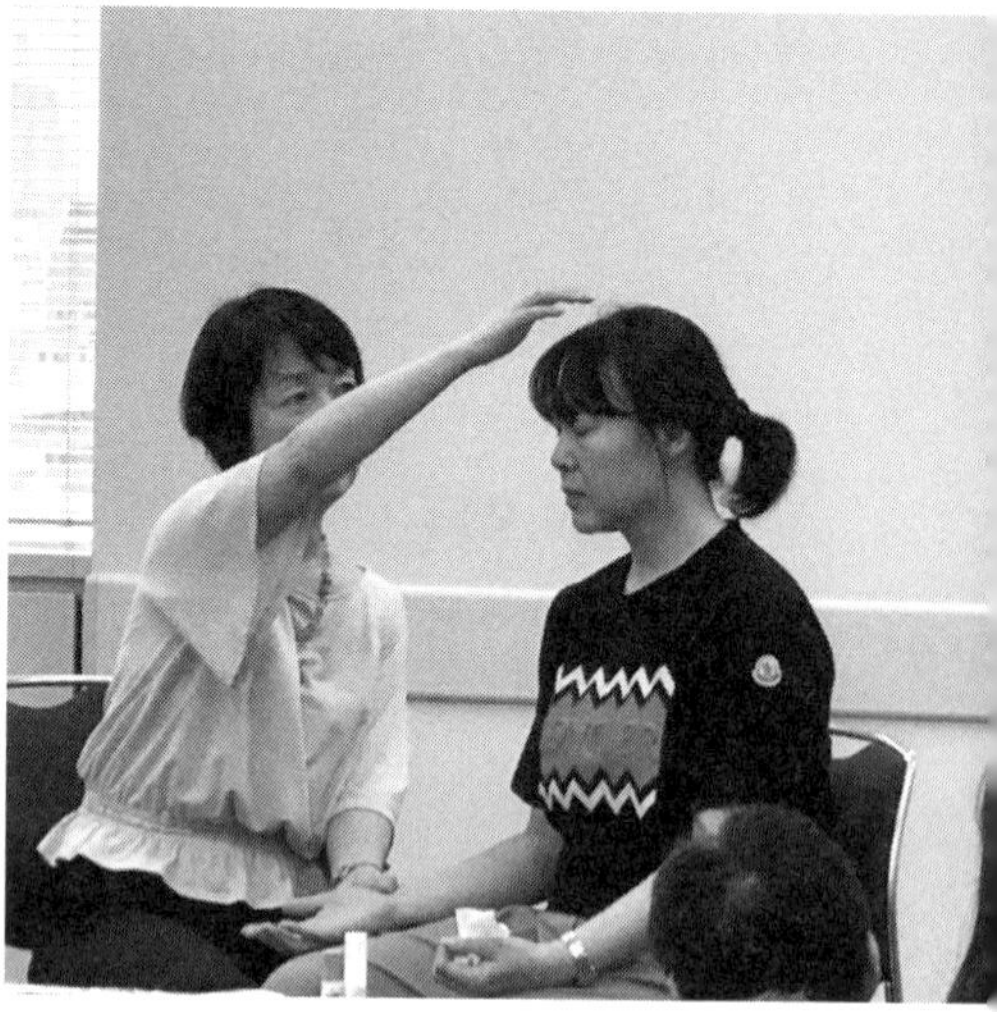

写真3−7　EFTの風景
（提供：JMET・溝口あゆか氏）

いかけ」もしながら心にアプローチしていきます。

(4) MR（マトリックス・リインプリンティング）

ＭＲは、カール・ドーソン氏によるＥＦＴの発展版で、自分の過去の姿をホログラムととらえる量子力学的な視点をもち、ＥＦＴが感情やトラウマの解放までだったのに対し、望む姿を再刷り込み（リインプリンティング）する療法です。

通常の心理療法では、過去の自分を「インナーチャイルド」というイメージの視点からとらえてアプローチしていますが、この療法では、過去の自分の姿を、単にイメージではなく、「ホログラム」という量子的な像としてとらえて、過去の自分のホログラムにもタッピングしていきます。

そして、過去の出来事から生じていた感情を解放するだけでなく、過去の出来事が大変辛い状況であった場合には、さらに、「過去に経験した記憶を塗り換える（リインプリンティング）」ことによって、今までの「思考や信念のパターンを変えることができる」のが特徴です。

とはいえ、「あのときの辛い過去があるからこそ今がある」という範囲の場合には、あえて過去の姿を変える必要はなく、そのままでもよいことになっています（私自身が研修で取り組んだときには、幸いそれほどひどい過去の姿ではなかったので、感情の解放を行なうだけで終了しました）。

(5) SE(ソマティック・エクスペリエンシング)

SEは、心理学者であるとともに神経生理学者でもあるピーター・リヴァイン博士によって開発されたトラウマ治療の方法です。

リヴァイン博士は、野生動物は日常的に捕食動物からの攻撃にさらされているのに人間のようなトラウマを受けて苦しまないこと、一方、人間はトラウマの原因にかかわらずトラウマによって苦しむ症状はほぼ同じであること(不眠、フラッシュバック、パニック障害など)から、トラウマは個々の出来事の問題ではなく、それらの出来事に対して神経系(主に自律神経系)がいかに反応するかという問題である、という結論を導き出しました。野生動物の場合、襲われた動物は硬直(死んだふり)し、敵が立ち去れば、硬直した凍りつき状態を解き、身震いして過剰なエネルギーを振り落とし、自由に動ける状態にまで回復していきます。

しかし、人間の場合は、発達した脳の知的部分(大脳新皮質)が意味づけや不都合な体験の抑圧を行なってしまうため、本来動物がもっている自然で本能的なこの「エネルギーの解放」の反応が起こらず、主に自律神経系などの身体に蓄積された過剰なエネルギーが、行き場を失ってトラウマに起因するいろいろな症状を作り出しているとしています。

この過剰なエネルギーを、自然な方法で、少しずつゆっくりと解放させていくことがトラウマ治療のポイントであり、トラウマやその体験について「言葉」で語ることは重視されません。身体の状態を感じ、それに呼応して身体が自然に反応し、身体が少しずつエネルギーを解放していくことが重要で、これが従来の治療法と違う画期的な点です。

また、このSEは、自律神経の新理論であるポリヴェーガル理論(58頁)を基盤に発展していることも興味深い点です。

さらには、最近ではボディワークを、心身相関を超えて、「身体」と「霊性」との関連である「ソマティック・スピリチュアリティ」という視点でとらえる方向も提唱されています。日本ソマティック心理学協会の久保隆司氏は、「ソマ・ベイスド・スピリチュアリティSBS（soma-based spirituality）」という見解を提唱しています。

日本ソマティック心理学協会では、３つの柱として、「ソマティック・エデュケーション（身体教育）」「ソマティック・サイコロジー（身体心理学）」「ソマティック・スピリチュアリティ（身体的霊性）」をあげています。

○ソマティック・エデュケーション（身体教育）
……身体性を通じての、気づきの体験の促進。心身統合など。

○ソマティック・サイコロジー（身体心理学）
……身体性を窓口とする心理、情動、感情の理解。心身統合的な心理療法アプローチなど。

○ソマティック・スピリチュアリティ（身体的霊性）
……身体性に根ざした精神性や霊性の発達。心身一如など。

4 エネルギー療法

エネルギー療法は、治療に「物質」ではなく、「エネルギー」を用いる治療法のことです。

NHKのシリーズ「人体」の第2弾のキーワードは「メッセージ物質」でした。その内容は、平たく言えば〝「身体のすべての臓器はお互いに対話している」ということで、実際に「対話の物質（メッセージ物質）」を介して臓器同士が対話しているのがわかってきた！〟というものでした。

この「メッセージ物質」という言葉が考えさせられるものでした。

前半の「メッセージ」とは、「情報」を重視していますので、最近の「エネルギー医学」の「エネルギーが情報として身体中を伝わる」という視点と重なり、いいところにポイントを置いていると思いました。エネルギー医学の領域でも、この「情報」を中心にすることを明確化した表記として「情報医療」という言い方を大事にする流れもあるからです。

一方、ホリスティック医学とかエネルギー医学の立場から見るとちょっと残念なのが、後半の「物質」という用語が、旧態依然とした感じの印象であったことです。

端的に言いますと、情報を扱ったり、伝えたりする物質は、今までもホルモンや神経伝達物質や免疫のサイトカインなどとして、すでにたくさん見つかっており、新しいものではありません。今回のNHKの番組では、内分泌器官ではない普通の臓器からもメッセージ物質が出ている、という知見が「新しい」というわけです。そういう意味では「新しい情報(メッセージ)の担い手」が見つかったのですが、これですべての情報伝達がわかることになるのか、が問題なのです。

人体では「物質」レベルの伝達の仕方やスピードでは説明のつかない「情報伝達」があります。例えば、羽生結弦選手の精度の高い4回転ジャンプのような動きなどは、物質の伝達の仕方、スピードでは説明が難しいとされています。最近になって、それを説明できる「生体マトリックス」という、身体の中に電子や陽子などによるエネルギー的な高速の情報伝達システムがあることをジェームズ・オシュマン博士が提唱しています（『エネルギー医学の原理』エンタプライズ)。

つまり、「メッセージ」や「情報」にかかわるものは、「物質」と「非物質（エネルギー）」の両方がある、ということになります。私たちは、ついどちらかにしたがってしまうのですが、一つではなく両方ということも世界には結構あるものです。ぜひ頭の片隅に、「メッセージのやりとりは、物質と非物質（エネルギー）の両方ある」ということを置いていただきたいと思います。

また、エネルギーというと、どうしても「量」のほうを重視しがちですが、「質」が大事という視点から、「情報」というとらえ方もあり、「情報医療（informational medicine)」という表記もあります。

この「エネルギー医学」と「情報医療」がどのように違うのかについて、エネルギー機器の実践家の寺岡里紗氏は次のように説明しています。
○エネルギーレベル……肉体にエネルギーを供給するレベル。経絡、経穴、チャクラ、気、オーラ、プラーナのレベル
○情報レベル……精神、意識、神性、霊性（スピリチュアリティ）

つまり、「情報」というほうが深くて、高いレベルになっており、「設計図」的な位置づけになっているようです。

このため、「エネルギーの視点」からの治療はよりダイレクトに身体に作用するのに対して、「情報の視点」からの治療はより根本の設計図を調整・修正する方向に作用すると考えられているようです。

そして、実際の「エネルギー療法」には、多くの種類がありますが、私のクリニックの付属機関であるホリスティックヘルス情報室で行なっている「エネルギー医学基礎講座」の内容から、その種類をまとめてみます。

(1) ハンズオン型

ハンズオン型は、タッチ、手かざしなど、いわゆる「手（ハンド）」を用いて、患者の気やエネルギーを調整する療法です（写真3―8）。

いわゆる「ヒーリング」とか「気功」と言われているものが該当し、多くの種類があります。何も物質を用いないためにわかりにくい面があり、感じやすい人と感じにくい人もいるなど、個人差も見られます。

細かくは、身体に触れて行なうタイプと、触れずに少し離れたところから（数センチから数十センチくらい）行なうタイプがあります。

(2) レメディ型

レメディ型は、ホメオパシーやフラワーエッセンスやいわゆる波動水のように、口から「エネルギーの媒体」（レメディ）（写真3―9）を摂取する療法です。

口から摂取するのは、「物体」や「水」など、形のあるものでありながら、その本質は「エネルギー」で

あることから、理解しづらい面もありますが、(1)のハンズオン型はまったく何も物質を用いないのに対して、この療法は何らかの物体を摂取する点で、わかりやすいとも言えます。

ホメオパシーやフラワーエッセンスでは、実際の植物や鉱物などを用いてレメディを作製しますが、この療法の波動水は、実際の物質を用いずに、植物や鉱物の周波数などを水に入力して用いています。

(3) 色・振動型

色・振動型は、「色」を経絡、経穴に当てたり、「音叉」などで振動を与えたりして（写真3－10）、気やエネルギーを調整する方法です。

「色」は可視光線という周波数領域にあり、赤色の少し外に位置する赤外線や遠赤外線は、いろいろな治療器に用いられています。

また、「音」は「音響量子（フォノン）」「音波」などがさまざまに活用されています。

ここまでの3つのタイプのものは、割と理解しやすいと思いますが、次のタイプはやや理解しづらいものかもしれませんので、多少詳しく説明します。

(4) デヴァイス（機器）型

デヴァイス型は、いわゆる機器（デ

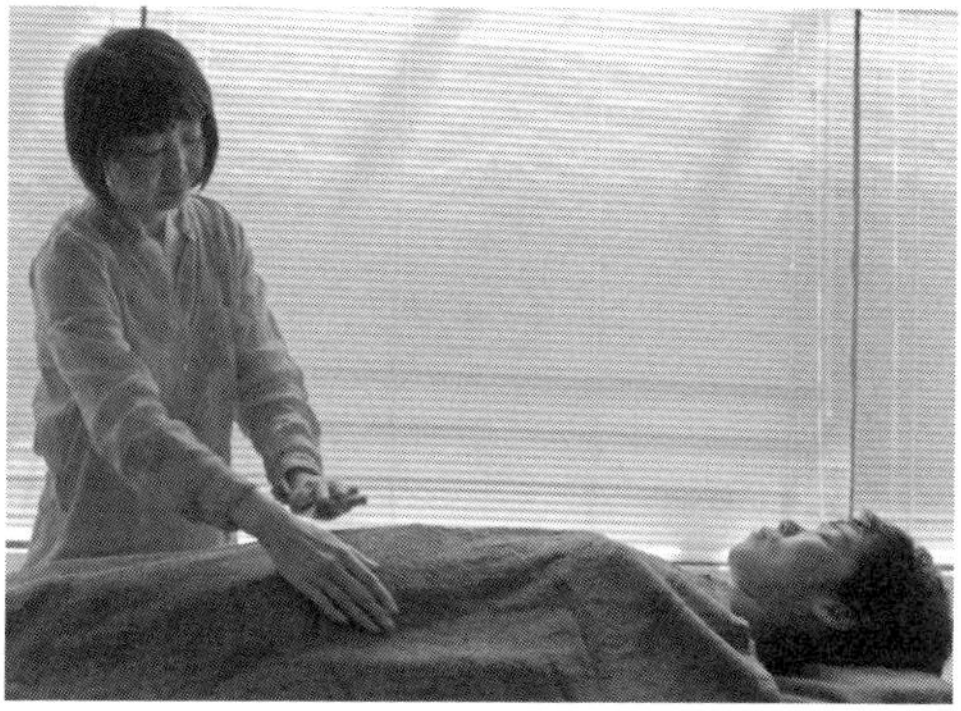

写真3－8　ヒーリングタッチの風景
（提供：NPO法人日本ヒーリングタッチ協会）

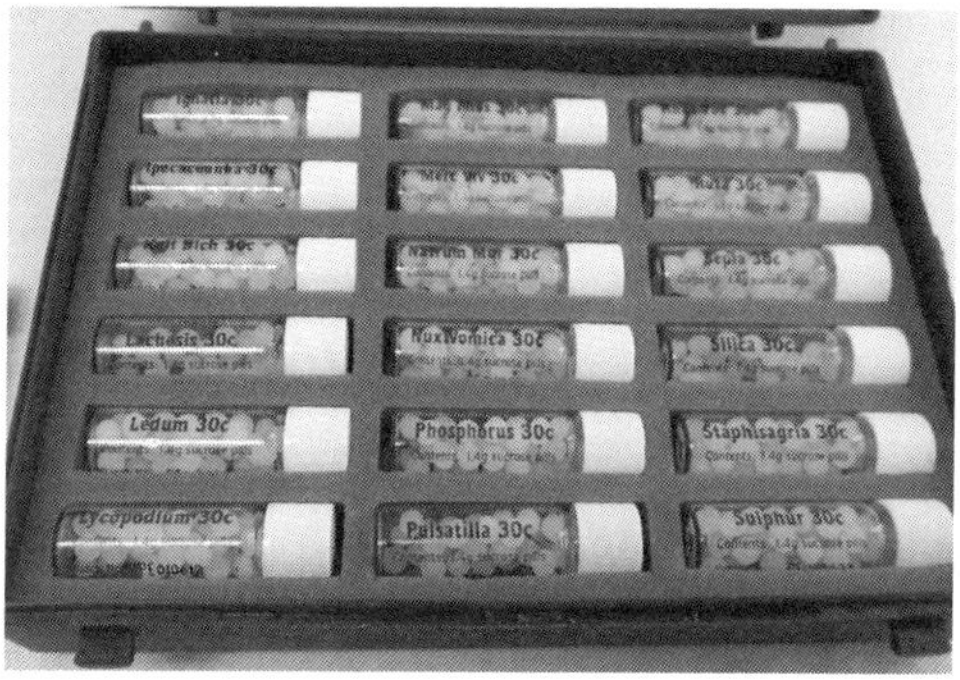

写真3－9　口から摂取するレメディ（ホメオパシー）

ヴァイス）を使って気やエネルギーを調整する療法で、いくつかのタイプがあります。
○周波数系機器……周波数を調整する機器。身体のいろいろな組織には固有の周波数があることがわかっており、その周波数を用いたものなので、メカニズムもわかりやすいものです。また、最近では、症状・状態と部位の2つの周波数を用いてより効果を上げているキャロリン・マクマーキンのＦＳＭ(Frequency Specific Microcurrent）という方法も出てきています。治療としては、パッドをあてて周波数を送る形式が多いようです（写真3－11・上）。
○それ以外の機器……打診法の名手だったアブラハム・エイブラムス医師が開発したラジオニクス型機器（写真3－11・下）、『水からの伝言』を書いた故・江本勝氏が普及したＭＲＡ（Manetic Resonance Analyzer、共鳴地場分析器）など多くの種類があ

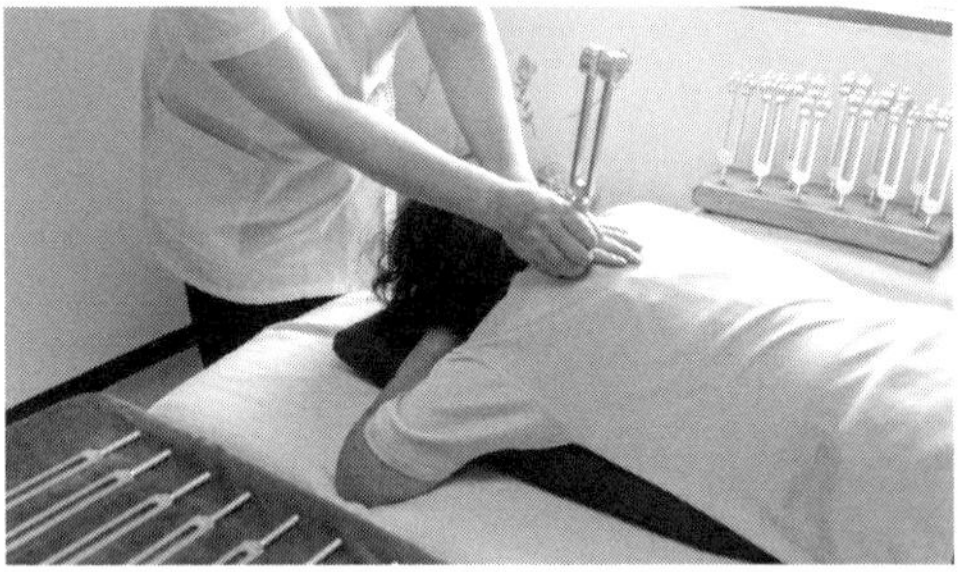

写真3－10　音叉療法の風景
（提供：日本音叉療法協会・山本真澄氏）

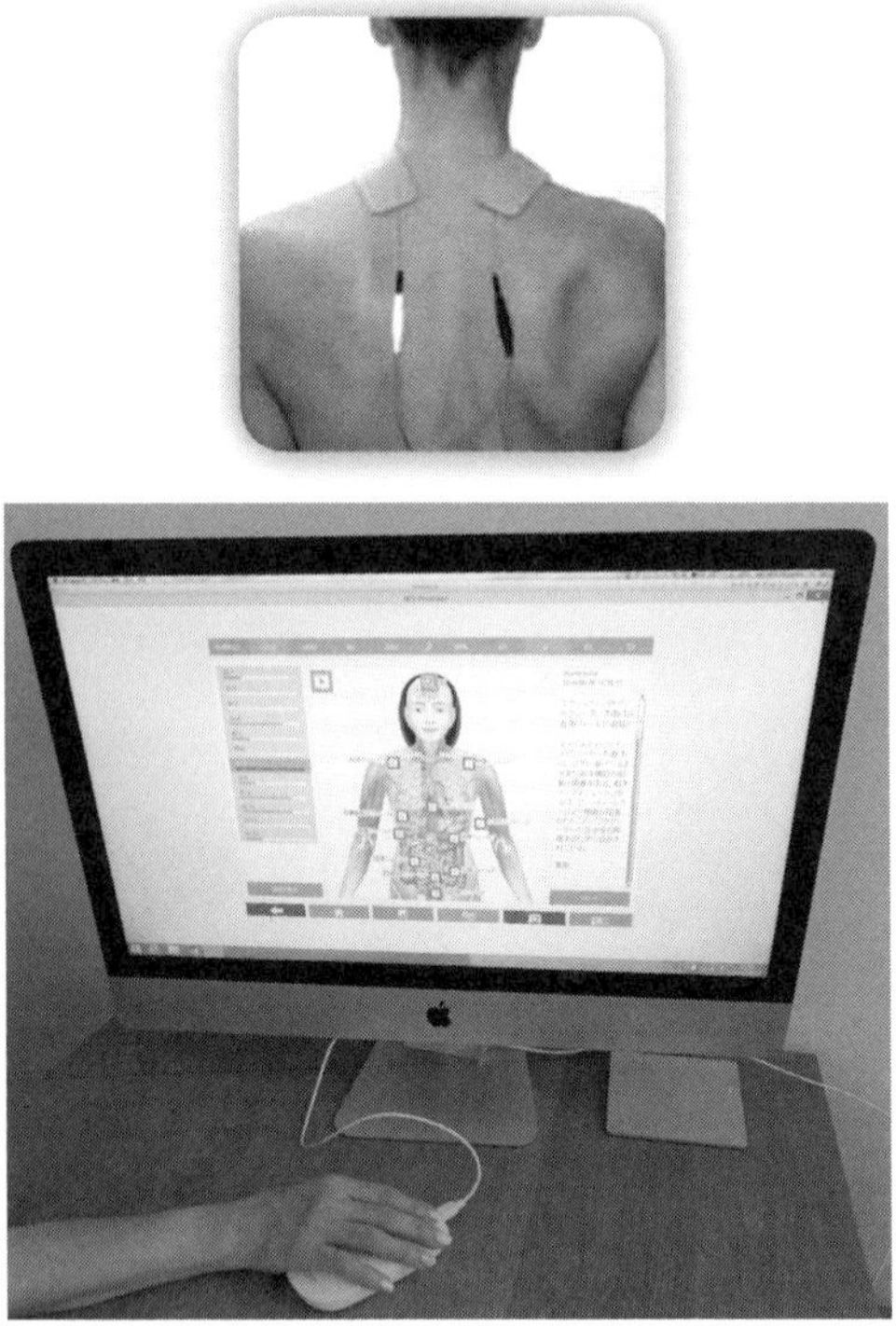

写真3－11　エネルギー機器
上：周波数型パッド、下：ラジオニクス型

りますが、周波数測定器に比べて、メカニズムがよくわからないため、評価がさまざまです。治療としては、水やレメディとして飲用するものも見られます。

そして、「生体反応（バイオレゾナンス）」を基盤とした理論に立っているのがバイオレゾナンス医学会を組織されている矢山利彦医師です。

バイオレゾナンス医学会では、病気の原因を次の5つとしています。

Ⓐ金属汚染……歯科金属、水や食物とともに摂取した金属
Ⓑ潜在感染……ウイルス、細菌、カビ、寄生虫
Ⓒ化学物質汚染……シックハウス、食品添加物、残留農薬、環境ホルモン
Ⓓ電磁波、放射能……ジオパシック・ストレス（地理的・地質的要因）、パソコン、スマートフォン、ハイブリッドカー、放射能、エックス線
Ⓔ内因……精神的ストレス

つまり、Ⓐ～Ⓔの原因によって、具体的には、炎症や腫瘍、変性などのさまざまな病態・症状が現われてくるととらえています。Ⓐ～Ⓓまでは、環境や感染が原因ですが、Ⓔに「内因～精神的ストレス」という原因が入っていることは、いかに精神的（心理的、霊的）な影響が大きいかを示しています。

そして、具体的には「ゼロ・サーチ」という機器を用いていますが、この機器は巷の他のエネルギー機器とは性質が異なっており、「人間のフィールド感知力」を増幅させるための機器となっています。

また、工学博士の天外伺朗氏（182頁）は、現在のエネルギー医学のメカニズムを、電磁気や電子、光子などの素粒子だけで説明するのは無理であるとして、「気」エネルギーの考え方を提唱しています。

天外氏は、「気」エネルギーについて表3－1のように説明しています。

○「気」というのは、今、物理学で知られている4つの力とは違う、第5の力である
○「気」は電波と同じように空中を伝播するが、電流

表3―1　気のエネルギーについて

	力の種類	力の大きさ	場	ボゾン	質量
1	重力	1	重力場	重力子	なし
2	電磁気力	10^{38}	電磁気場	光子	なし
3	弱い力	10^{15}	10^{-18}cm	ウィークボゾン	あり
4	強い力	10^{40}	10^{-24}cm	グルーオン	あり
5	気	?	?	(キボゾン)	あり

と同じように導線があるとよく伝わる

○「気」は電気と似た性質があり、電力、電圧、電流それぞれに対応するパラメータを定義でき、それぞれ「キ・エネルギー」「キ・ポテンシャル」「キ・フロー」と名づける

○病理サンプルや薬品と患者を導線でつなぐと「生体反射」という現象が起きる。おそらく、病理サンプルや薬の「キ・エネルギー」が導線を伝わって流れるのだろう

今まで物理学では、表3―1にありますように、1～4までの「4つの力」が見つかっていますので、エネルギー療法の力についても何とかこの4つの力で説明しようとしてきたわけですが、天外氏は前述のような見解から、別の、新しい「第5の力」である「気エネルギー」によるものが考えられるとしています。「気功」はもちろんこの気を用いたものですが、西洋を中心に行なわれている「ヒーリング」のエネルギーも「気エネルギー」ということになれば、統一した理解ができるようになるでしょう。

第4章

ホリスティック医学と出会うには

さて、それでは「ホリスティック医学を実践する」にはどうしたらいいのでしょうか。「ホリスティック医学を実践する」と書きましたが、この「実践する」という意味が重要なのです。逆に言いますと、「ホリスティック医学を受ける」とか、「ホリスティック医学をやってもらう」ではないのです。

もうおわかりいただけているかと思いますが、「ホリスティック医学」は、決して「医師」や「治療家」に「やってもらう医学・医療」ではないのです。第2章でご説明しました「治療の原則、手順」をもう一度、思い出して下さい（65頁以降）。

最初に「取り組む」（やってもらうではなくて「取り組む」です）のは、「ライフスタイル・生活習慣の改善」でした。そして、次に「取り組む」のが「養生・セルフケア」でした。そうです、この2つは、「生活習慣」や「ライフスタイル」という自分自身の生活の仕方の改善と、「養生法」と「セルフケア」という自分自身で行なう方法です。

つまり、ホリスティック医学の基盤となるこの2つは「自分自身で取り組む」ものですので、「ホリスティック医学を受ける」ではなく「ホリスティック医学を実践する」なのです。実は、患者さんにとって、この「自分自身で取り組む」という基本がホリスティック医学を実践するときに、結構な壁になることがあります。

通常、患者さんは今までの医療の経験から「治療を受ける」という習慣になってしまっていることが多いため、「現代医学とは違う、何か良い治療をしてもらえるのだろう」という思いでホリスティック医学に出会うからです。

もう一度確認しますが、患者さんにとってホリスティック医学は結構大変かもしれません。医師や治療にお任せするのではなく、「自分で主体的に取り組む」ことが必要だからです。実際に、「こんなはずではなかった」と、ちょっと面食らっている患者さんが少なからずいらっしゃいます。

しかし、ご安心下さい。決して、自分自身だけで実践するというわけではありません。

1 患者自身が「ホリスティックな治療観」をもち、「医師と協力関係」を作る

(1) 頼りきるのでもなく拒絶するのでもなく

まずは、病気になっている主体である「患者さん」自身が、「ホリスティックな治療観」をもっていただくことが必要です。具体的には、「身体—心—魂・霊性」、そして「環境」というホリスティックな視点から治療に取り組もうという姿勢をもっていただくことです。

通常の治療よりも、「主体的」に、そして、mind（心）やspirit（魂・霊性）まで含めた広い視点で取り組むことになりますので、医師任せではなく、根本的な取組みになること、そして治療がやや長い期間になることなどを確認して下さい。前述したワイル博士（99頁）は、自然治癒力に期待する治療を行なう際には、患者さんに「1か月から2か月は待つ」ことができるか、を問うています。

根本から改善し、自然治癒力を働かせて治療を行なうには、1～2か月という「多少の時間」が必要です。この「1～2か月」という期間が「長い」となってしまっているのが現代社会と言えますが、本当に長いのでしょうか？

まずは、現代社会に生きている私たちの「常識」を、この機会にホリスティックな視点から見直してみるといいのでしょう。こんなにせっかちになっている現代社会の状況は、適切なのでしょうか。私たちはどうしても、現代社会に合わせて、スピードを求めてしまうために、根本を考えずにすぐに効果を出すことを望んでしまいがちであることに気づく必要があります。

ぜひ、この機会に、根本的に、ホリスティックに検討して治療を考えていくようにしていただきたいと思います。

前提が長くなりましたが、そのような基盤のうえで、

「医師や治療家と一緒に」「ホリスティック医学を実践する」のです。ホリスティック医学に取り組んでいる私たち医師や治療家は、このような基盤のうえで、患者さんと一緒にホリスティック医学を実践しようと思っていますので、ぜひお互いの方向性を一致させることによって、「協力関係」を作っていきたいのです。

ホリスティック医学や自然療法を求める患者さんに割と多く見られるのは、現代医学や医師を拒絶してしまうという状況です。現代医学や医師に何でもお任せにして、依存になってしまっているのも困りものですが、拒絶して対立してしまうのもいただけません。

「医療」というものは、病気になった主体である患者さんと、治療の専門家である医師との「協同作業」ですから、患者と医師は「協力関係」を作ることが、ホリスティック医学の始まりであり、基盤となるのではないでしょうか（「協同」は、単に一緒に行なう「共同」とは違い、「心を合わせて行なう」ことだそうです。いい言葉ですね）。

ホリスティックな視点をもって、自分の問題として主体的に取り組む患者さんが中心であり、私たち医師や治療家が協力して治療を進めていくという姿がホリスティック医学の基本となることを、まずはしっかりと確認しておきましょう。

その際に、患者さんご自身がもっている「ホリスティックな治療観」を医師に伝え、協力してもらうよう「依頼する」ということがまた重要だと思います。「ホリスティックな治療観」とひと言で言いますが、大きく見ると「身体―心―魂・霊性―環境の面から治療を考える」ということになるので、実際には、それぞれの患者さんによって、治療観の中身は異なってくるはずです。そこで、「自分の望むホリスティックな治療」について考えたうえで、それを医師や治療家に伝えていただきたいと思います。

私たちも、患者さんが「身体―心―魂・霊性―環境の視点から行なうホリスティック医学」のどういうことを重視して治療を行なっていきたいのかを知ったうえで、協同作業を行ないたいのです。

とはいえ、患者さんは医療の専門家ではないので、どういう方向をめざしたいのかはっきりわからないかもしれません。それでも、わかった範囲で結構ですから、それを診療の場でお伝えいただき、徐々に理解を深めていただければいいと思います。

(2) 医師や治療家のフィードバックをもらいながら

そして、医師の専門家としての見解を「フィードバック」してもらうことを「繰り返しながら」、患者自身が主体的に治療を進めていく姿勢をもつようにしていただくといいと思います。

通常は、「診療」と言いますと、〃診断をされて、薬や処置をしてもらう〃という一方的な、一方向的なイメージですが、この「フィードバック」と「繰り返す」ということが、実は「診療」を行なう意義だと私は考えています。

先ほど、「患者さん自身がホリスティックな治療観をもって下さい」と言いましたが、それはすべて患者さんが自分だけで決めるという意味ではありません。もちろん、逆に医師だけが決めるのでもありません。自分なりの治療観、希望する方向性をもっていただきながら、そのうえで、それに対する「見解」を医療の専門家である医師や治療家に聞いて、また検討していただきたいのです。

その見解を聞いて、さらに自分の方向性が深まることもあるでしょうし、ときには、方向性が変わることもあるかもしれません。「専門家を活用する」という意識、姿勢があると役に立つということだと思います。

ここで、問題になるのは、日本人は、専門家の意見を聞くと、何でもそれに従わないといけないような感覚の人が多い傾向があることです。望ましい姿勢は、専門家の見解を踏まえたうえで、そして、正しく認識したうえで、最終的には、自分の治療観を検討して決めていくことでしょう。

実は、このような作業自体が、ホリスティック医学の実践に必要であり、重要なことなのだと思います。このような診療の状況そのものが、ホリスティックに展開されることこそが、ホリスティック医学とも言えるのではないでしょうか。第1章にあげた患者さんたちとは、それぞれの状況や方向性に応じて、まさにそのような診療現場になっていたように思います。こちらにとっても、大変やりがいのある嬉しい状況です。

大事なことは、患者さんご自身が主体ではありますが、医師との協同作業であるということも忘れずに、「ホリスティック医学を実践」していただくことです。

2 ホリスティックな視点の医師と出会うには

それでは、これまで述べたことをおわかりいただいたうえで、実際に、具体的に、どのようにしてホリスティックな視点の医師に出会うかについて見ていきたいと思います。

(1) 患者自身の治療観に適した医師を探す

まずは、最近では、インターネットが普及してきていますので、自分自身で、いろいろなキーワードを入力して検索することができます。「アレルギー」とか「うつ状態」などのような症状・病気とともに、「自然治癒力」とか「ホリスティック」などといった言葉も合わせるなどして、検索を進めて下さい。

私もそれほどインターネットに詳しいわけではありませんが、見つけたページからさらにどんどん周辺の情報に広がっていくようになります。

最近では、クリニックのホームページに、自分の医療観をある程度載せている医師もかなりいます（治療観のこだわりのある医師ほど、掲載していると思います）。

また、「団体」について調べてみるのもいいでしょう。例えば、私たちは「NPO法人日本ホリスティック医学協会」という団体を中心に活動しています。「○

○医学（療法）協会（学会）」などのように検索すると、今では、相当な数の団体が出てきます。

ただし、最近では、団体の数がとても増えており、学会、研究会、協会という名称の団体が簡単に出てきています。このため、客観的な団体かどうかを見分けるのが難しくなっています。公益社団法人など「公益」とつく団体もありますが、医学・医療系には少ないですし、NPO法人となっていても、実質は個人的な団体もあります。

一方、「一般社団法人」という組織は、ほとんど会社と変わらない団体が多く、場合によっては営利的な性質が強い傾向もあります。

団体の区分けだけでなく、設立趣旨や活動内容、そして役員構成などを確認するといいでしょう。役員がまったく書いておらず、1人だけということもあります。決して、1人が中心で運営している団体が悪いというわけではありませんが、1人でやっているなら、「クリニック」とか「研究所」という形で十分なはずです。

(2) 医師のより詳しい情報を得る

先ほどのクリニックのホームページを読んでみて、関心をもったり、自分の望む治療観と似ていると思ったりしたら、さらにその医師の講演や書籍などの情報を集めてみるといいでしょう。

まずは、自宅でも入手できるのが「書籍」ですが、今では書籍についての検索もいろいろできるようになってきましたので、やはりキーワードを入れて、調べてみるといいでしょう。ホームページの情報だけでは限りがありますので、もう少し情報を得るためには、書籍は有用な方法と言えます。

しかし、ホームページや書籍では、雰囲気や人柄がわからない面がありますので、そのときには、最近では「動画」などがアップされていることもあります。「動画」によって、雰囲気をある程度知ることができますが、一般的にアップされている動画はあまり長いものがありませんので、治療方針の詳細まではわからないことが多いと言えます。そういう場合には、実際の「講演」を聴いてみることになります。どこかで講演をしていないかを、その医師のホームページや団体の講座などから調べるといいでしょう。

また、無料でアップされている動画ではなく、DVDやe―ラーニングなどで、長時間しっかりと医療観を知ることができるものもあります。

そのうえで、やはり最終的には、直接に相談や診療の機会を得て、確かめることが望ましいでしょう。動画などの画像を見る場合と直接会う場合とでは、印象や雰囲気が違うこともあるものです。

なお、NPO法人日本ホリスティック医学協会では、ホリスティックな治療観をもつ医師や治療家を講師としていろいろな講座を各地で行なっていますので、探す際の参考にしていただくといいかと思います（192頁）。

第5章

「症状と出会う」ことから「全体的（ホリスティック）な視点」へ

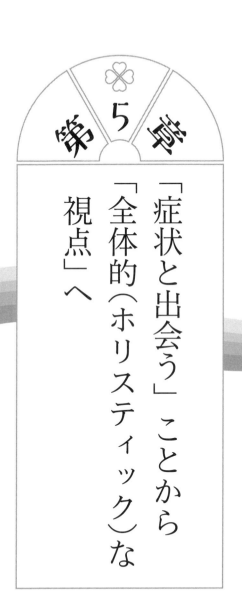

第1〜4章をホリスティック医療の実践論だとすれば、この章では考え方の基礎（思想編）を解説します。つまり、慢性症状と「付き合う」ために必要なbody—mind—spiritを含めた「全体的（ホリスティック）な視点」を紹介し、「症状と出会う」ことを通して、「これまでの人間観・世界観」を超える「新しい人間観・世界観」と出会うための糸口を案内したいと思います。

1 「ホーリズム」（あわせてアドラーの全体論・共同体感覚）

「ホーリズム」は「全体論」という、ホリスティック医学の基盤となる視点です。すべてのものは常に「全体を形成するように向かう」傾向性をもっているという自然の摂理を理解すると、「人間は単に物質的なものの組合わせである」という「機械論」や、適者生存や弱肉強食という視点に立つ「進化論」の影響を受けている現代人の価値観を広げたり、修正したりするのに役立つという視点です。

アドラー心理学は、人間は分析・分解できないものであり、individualという「分割できない＝全体的」という視点に立っており、社会や人生の指針として、人の上に立つことや特別な人になることをめざすのではなく、「社会や人は自分の仲間」であり、「普通でいることの勇気」を提唱しました。アドラーは、晩年には、「共同体感覚」という視点を重視し、宇宙にまで視点を広げました。

(1) スマッツの「ホーリズムと進化」

ホリスティック医学の理念となっている「ホーリズム（全体論）」という言葉を初めて提唱したのは、南アフリカの政治家・思想家のJ・C・スマッツが、1926年出版の伝説的な名著『ホーリズムと進化』（玉川大学出版部）の中においてです。

「ホーリズム」とは、ひと言で言えば、「全体はそれを構成する部分の総和以上のものであり、単に部分に分けてバラバラに理解しても、決して全体をとらえることはできない」という考え方です。これは、「要素還元論」(臓器や細胞に分けてとらえる見方)や「機械論」(部品のように修理・交換すれば治るという見方)への批判から生まれた考え方です。

お気づきと思いますが、著書名に「ホーリズム」だけではなく、「進化」という言葉が入っています。私は、以前から、「進化」という言葉が「ホーリズム」と一緒にタイトルになっていることを、ちょっと不思議に思っていました。それは、「ホーリズム」と「進化」が一般的にはあまり結びつかないからです。ところが、哲学者のスマッツにとっては、「進化」という重要な現象を考えるときに、「ホーリズム」という要素が重要だという認識なのです。

そして、この進化についてスマッツは、もちろんダーウィンの進化論を取り上げて展開しますが、さらに、当時(1920年頃)発表されたばかりのアインシュタインの相対性理論などの物理学の発達も踏まえて、本書を著わしているのです。スマッツは、進化を単に人間レベルにとどめず、「宇宙」にまでつなげており、「ホーリズムというのは、宇宙における全体の形成、あるいは創造に向けて働くこの基本的要因を示すためにここで作り出された言葉である」と書いています。

また、「ホーリズムは進化の発達の背後にある内的な駆動力である」と述べており、スマッツが本書を『ホーリズムと進化』という題名にした意味が説明されています。そして、宇宙と進化が結びつくような記述として、「ゆっくりと着実に進歩し続け、全体性、完成、至福を達成するために努力することは宇宙の本質である」という、とても美しい文章が書かれています。

また、スマッツは、「物質・肉体」と「魂やエネルギー」との関連についても次のように言及しています。

○現実の世界は、単なる原理でもなく、構造でもない。肉体から遊離した魂でもなく、魂のない器械でもない。

○物質それ自身は、濃縮された構造的エネルギー、すなわち構造に類型化されたエネルギー以外の何ものでもない。

そして、スマッツは、「ホーリズム」が顕著に現われるのは、「有機体（生物）」においてであることを強調しています。

「有機体は自然界にある全体である。それは自分で活動し、自分で動く。その運動、あるいは活動の原理は外的なものではなく、内的なものである。有機体は部分から成り立っているが、その部分は単に寄せ集められたものではない」

有機体（生物）は、「内的（自発的）」なものであり、「単なる寄せ集めではない」とし、さらには、

「全体は単なる機械的システムではない。機械的システムは本質として、内的なものが欠けており、システムやその部分の内的な傾向や関係、作用が全く欠けている」

と、「単なる寄せ集めではない〈全体〉である「有機体（生物）」は、内的なものなのだから、内的な性質をもっていない「機械的なシステム」ではないことを強調しています。

そして、有機体（生物）に見られる「新陳代謝」について、植物を例にして、

「新陳代謝の全体的意味と意義は、細胞の活動は自己中心的、または利己主義的でないという点にある。細胞は、他の細胞のためと全体としての植物のために働く。細胞の中の一つの要素は、他の要素のためと、細胞の有機体全体のために働く」

と、「新陳代謝」という内的活動にも「全体性」があると主張しています。

さらに、「進化」について、

「物質、生命、心が継続的な舞台となる進化の基本的概念をもつことは可能であろうか…（中略）…最も未完成で不完全な無機的全体から最も高度に発達し、組織化された全体に至るまで（注：人間の人格・心から宇宙まで、という意味）──は我われが進化と呼ぶものであり、ホーリズムはその発達の背後にある内的な駆動力である」

つまり、「物質」→「生命」→「心」とつながって進化していくという視点をもち、さらには、個人を超

えて、宇宙にまで続く視点に立つ「進化」のとらえ方をしています。その際に、「進化はホーリズムに基づいているので、自然淘汰や弱肉強食ではない」ことを、「ホリスティックな選択は、単なる生物の間で働く自然淘汰、すなわち生存競争と呼ばれるものとは本質的に異なっている。ホリスティックな選択は、はるかに微妙な働きであり、その作用も非常に社会的で、友好的である」

「この世界は根底においては友好的な宇宙であり、その中では組織化された寛容な共存が原則となっており……(中略)……通常、自然淘汰は友好的で、社会的協調性、そして相互支援という形をとる」

として、ダーウィンの進化論とは対極の、ホリスティックな視点からの進化観を提示しています。

そして、ホーリズムを暫定的に、進化と絡めて、次のように要約しています。

○自然界の「物体」に見られる一定の物質的構造または統合。そこでは単なる物理的、化学的な力あるいはエネルギーのような、既知の内的作用以上の機能は見られない。その一例が「化合物」。

○次の段階は、「生物」における機能的構造。そこでは、この特別な統合における部分は、個体の維持のために活発に、協調的に働き、連帯的に機能する。その一例が「植物」。

○次の段階は、この特別な協調作用が、まだ大部分は内在的、無意識的に起こるある種の顕著な中央統御によって統合され、統御されるようになる。その一例が「動物」。

○次の段階は、中央統御は、「人格(心)」において意識的なものとなり、絶頂に達する。同時にそれは社会におけるさらに複合的でホリスティックな集団の中に現われるようになる。

○次の段階は、「人間社会」におけるこの中央統御は、国家や同様な集団の組織において「個人を超えたもの」となる。

○最後に、人格から離れて自由になり、精神世界の建設に際して、それ自身の創造的要因として働くような理想的全体、ホリスティックな理想、または絶対的価値が出現する。そのようなものは「真善美」の理念であり、それらは「宇宙」における新しい秩序の基礎を用意する。

というように、「物質」から、「生物」「人格（心）、人間」「社会」「宇宙」までの連続的な進化がホーリズムのもとに生じているとしています。

そして、「内的な傾向性＝エネルギー」について、「ただ漠然とした不確定な創造的エネルギーあるいは傾向というものは存在しない。このエネルギーまたは傾向は、特別な性質をもっており、その最も基礎的なものは全体の形成である」

と説明しており、「エネルギーも全体性をもっている」としています。

また、「ホリスティック」（全体）とよく似た「統合」との関連についても次のように言及しています。

「統一や統合というのは、全体という概念における基礎的な要素である」

(2) アドラーの「全体論・共同体感覚」

そして、「嫌われる勇気」でようやくわが国でも知られるようになったアルフレッド・アドラーは、同じ時代に、ウィーンで、フロイト、ユングと一緒に活躍した精神医学者です。

アドラーは、フロイトの「分析理論」とは相容れない、「全体論」「目的論」などを特徴とする独自の理論を構築し、「個人心理学」と称しましたが、これは、「人は分けられない・全体」であるという意味での「個人（全体）」という意味だったのです。アドラーは「人は全体として存在している」というホリスティックな視点をもち、「あなた全体は誰が動かしているのか」という「全体論」の視点に立ち、「個人全体として目的をめざして行動する」と説明しています。

この視点から、人は分けられない存在であるから「分析」ではなく、「個人（全体）」ととらえて「個人心理学」と称し、さらには人が行動するのは「原因」よりも「目的」のほうが影響が大きい、と考える「目的論」の立場をとっています。

そして、「あなたの人生は誰が決めているのか」という視点から「個人の主体性」を重視し、そのためには「勇気」が必要であると説き、あの有名な「勇気づけの心理学」と呼ばれるに至りました。

さらには、「あなたが幸せに生きるにはどうすればいいのか」という問いを投げかけ、晩年には、そのために重要な視点こそ「共同体感覚」であるという境地に至り、前述の『ホーリズムと進化』を著わして「ホーリズム」という言葉を提唱したスマッツと意気投合するようになります。アドラーは、スマッツの「ホリスティック・フィロソフィー（全体論的哲学）」を知り、この哲学が自らの「個人心理学（アドラー心理学）」についての哲学的基礎を裏付けてくれると思い、書簡のやりとりをしていたのです。

アドラーは、「共同体感覚」について、

「自分のことだけでなく、他者のことも考えられる。他者は私を支え、私も他者とのつながりの中で他者に貢献できていると感じられる。しかし、決して自己犠牲的な生き方ではなく、自分も他者に貢献できていると思えること」

であると、仏教の「自利利他」の考えと非常に近い説明をしています。そして、「共同体」とは「自分が所属する家族、学校、職場、社会、国家、人類……という集団のすべて、過去・現在・未来のすべての人類、さらには生きているものも生きていないものも含めたこの宇宙全体を指している」としています。さらに、

「共同体感覚の発達は、個人によって差異がある。それが家族や出自集団に限られている場合もあるし、国家、人類全体、さらには動植物から無生物、宇宙にまで広がることもある」

として、この「共同体感覚を広げていくこと」を提唱しています。

そして、「共同体感覚」とは、

「まったくの私的な、あるいは個人的な意味づけ（私的感覚）ではなく、よりコモンな（普遍的な）判断としての『コモンセンス』をもつことが有用である」

「コモンセンスは、しかし、『常識』とは必ずしも重

ならないので、『共通感覚』という言葉を使った」としています。そして、

「共同体感覚は、宇宙の全体的な相互依存関係が我われの内部の生命に反映したものであり、我われはそれから自己自身を完全に切り離すことができない。そのような共同体感覚は、他者の中に感情移入し、他者と共感する能力を我われに与えてくれる」

とし、他者と共感する能力は、この共同体感覚に基づくことを強調しています。

2 統合（インテグラル）理論

統合理論は、現代という、物質中心、科学中心、エビデンス（証拠）中心とする時代の視点の狭さに対して、水平的な視点を広げる「4象限（主観〈美〉、客観〈真〉、間主観〈善〉、制度）」や、人間を理解したり取り組んだりするときの視点として、body（身体）― mind（心）― spirit（魂・霊性）― shadow（影）という垂直的な視点を与えてくれます。また、holonという「全体／部分＝全体の中に部分があり、部分の中にも全体が込められている」という視点をもつことで、個が常に全体と関連していることを認識できます。

「統合（インテグラル）理論」は、トランスパーソナル心理学の旗手だったケン・ウィルバーが、トランス

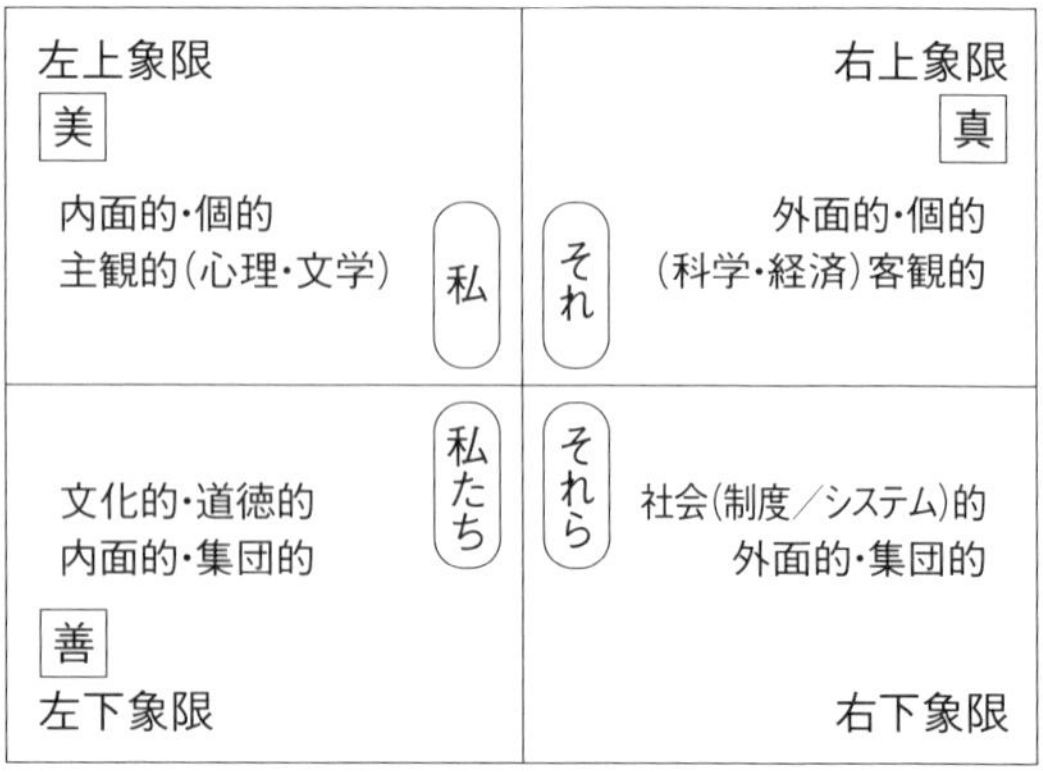

図5−1　4象限

パーソナル心理学のやや現実離れした超越志向から転向して、普通の人間にとっての現実的な目標となる思想として発表したものです。

「インテグラル」という語は、英語圏で比較的頻繁に使われ、「統合的」「包括的」という意味で、「インテグラル理論」「インテグラル思想」とは、「統合的（包括的）な理論（思想）」という意味になります。インテグラル理論とは、物事を統合的・包括的にとらえるための枠組みを示すことで、具体的には、次の5つの主要な要素があります。
○「領域（象限）」（quadrants　クオドラント）
○「意識の段階」（levels　レベル）
○「意識状態」（states　ステート）
○「能力」（lines　ライン）
○「タイプ」（types　性格）
ここでは、この5つのうち、主たる要素である「領域（象限）」と、「意識の段階」について、紹介したいと思います。

(1)「領域(象限)」クオドラント(quadrants)

まず「水平的」な視点の広がりがどのくらいあるかですが、インテグラル理論では、統合的な理解のために、少なくとも「主観的」「客観的」「文化的」「社会的」（「経験的」「行動的」「価値的」「制度的」）という4つの視点で「見る」必要があると考えます。

この4つの視点は、図5―1のように、
○主観的～左上で、1人称単数（私）
○客観的～右上で、3人称単数（それ）
○文化的～左下で、2人称複数（私たち＝私とあなた）
○社会的～右下で、3人称複数（それら）
となります。

また、古来、重視されてきた「真・善・美」も、
○真……科学によって研究される客観的な事実の領域
↓それ、それら＝3人称
○善……道徳や倫理として共有される間主観的な合意の領域↓私たち＝2人称（私とあなたが含まれる）
○美……芸術によって喚起される主観的な経験の領域

→私＝1人称

と当てはめています。

問題が生じるのは、ある視点に偏り、他の見方を疎外するときであるとして、とりわけ、近年の科学的思考の猛威は、「真」を絶対視する風潮を生んでしまっている弊害を指摘しています。具体的には、医学におけるエビデンス、社会におけるお金・数字など、いわゆる客観性（右上の領域）に重きを置きすぎているために起こっている問題点のことです。この問題点は、その他の3つの領域の価値を見失ってしまっていることから起こっているのであり、世界を観るためのこの4つの視点をしっかりもつことの重要性を説いています。

また、患者さんの症状、苦痛の中には、狭い視点や偏った視点になっているために生じていることも少なくないため、ときに応じてこの「4領域・象限」の視点について紹介すると、「目から鱗」のように視点が広がる助けになる場合があると感じています。

(2)「意識の段階」レベル（levels）

次は、いわば「垂直」な視点ですが、私たち人間は、赤ちゃん→子ども→青年→成人と、だんだんと精神・意識が発達していきます。そして、成人であっても、さまざまな「意識レベル」の人がおり、この意識レベルに応じて生じてくる問題があるとされています。

エリクソンという心理学者による「発達論」に基づきながら、前述のケン・ウィルバー（164頁）は、実存段階、超越（超個）段階も加えて、その発達階層を示しました。

①意識の基本構造

ここでは、その「意識の基本構造」の階層に応じて、どのような「特徴的な病理」が生じ、どのような「治療の形式」が適しているのかを石川勇一氏が整理した表5—1を紹介します。

現在の人間は、平均的には「オレンジ」か、ちょっと上の「グリーン」、ちょっと下の「アンバー」や「レッ

表5－1　意識の基本構造と病理・治療形式

段階	意識の基本構造	特徴的な病理	治療の形式
―：クリアーライト	非二元	―	―
F9：ウルトラヴァイオレット	元因	元因的病理	無形神秘主義
F8：ヴァイオレット	微細	微細的病理	神性的神秘主義
F7：インディゴ	心霊的	心霊的障害	自然神秘主義
F6：ターコイズ	ケンタウロス的	実存的病理	実存的セラピー
F5：グリーン	形式的・反省的	アイデンティティ神経症	内省
F4：オレンジ	規則／役割的	脚本病理	脚本分析
F3：アンバー	表象的心	精神神経症	暴露的技法
F2：レッド	空想的・情動的	自己愛的境界例	構造・構築技法
F1：マジェンダ	感覚的物質	精神病	生理的／鎮静的
F0：インフラレッド	一次的母胎	分娩病理	強い退行的セラピー

ド」の段階の意識レベルが多いため、さまざまな問題や病気を生じていると説明しています。ウィルバーが目標として勧めているのが「ターコイズ」のレベル、つまり、「実存的なレベル」であり、この段階を「統合段階」とも言い、その上の「インディゴ」以上がトランスパーソナルのレベルになります。

最近、組織論で話題になっている「ティール（青緑）」は、ちょうど「グリーン」と「ターコイズ」の間くらいのレベルですので、現代人にとって適した目標であることがわかります。

この表5－1には、精神的な症状・病気だけが書かれていますが、慢性の身体症状である心身症や生活習慣病も、「レッド」から「グリーン」、「ターコイズ」にかけての意識レベルが関係していると考えられます。

②ホロン
――全体であると同時に部分でもある単位

インテグラル理論の一番の基礎は「ホロン」という視点です。これは、1970年代に、「還元主義」による閉鎖的な社会を打開するコンセプトとして注目された概念です。語源としては、ギリシャ語で全体を意味するholosに部分を意味する-onをつけた、アーサー・ケストラーという思想家の造語です。

「全体／部分」とも表現され、全体としての性質もち、上下のヒエラルキーと調和し、機能する単位であり、ある文脈では「全体」であると同時に、別の文脈では「部分」でもある単位であることを指します。

そして、このホロンが階層的になった「ホロン階層」とは、原子、分子、細胞へというような秩序に基づく階層構造のことになります。

インテグラル段階とは「誰もが正しい、しかし、部分的である」ことを認識する意識構造で、「統合」とは、「大」がその力に任せて「小」を包摂していくという印象がありますが、インテグラル思想では、「統合」とは「それまでに確立された発達段階の重要な能力を継承しながら展開すること」と説明しています。

つまり、過去の時代や、自分の幼い頃を否定しないということで、インテグラル段階の統合とは、「多様な存在を認めて受け入れようとする穏やかな統合」なのです。

そして、理論だけではなく、「実践」の方法論として、「インテグラル・ライフ・プラクティス（ＩＬＰ）」を提唱しています。これは、第2章で説明しました「身体」「心」「魂」「影」の４つについて、何か１つだけではなく、４つをクロスして実践することが重要としています。

③ケン・ウィルバーの人物像

トランスパーソナル心理学と統合（インテグラル）理論の両方において、卓越した業績を残しているケン・ウィルバー（２０１９年の時点で70歳）の人物像を紹介してみたいと思います。思索・執筆活動だけでなく、自らも瞑想などの実践を重ねている、一種の超人とも言えます。

ケン・ウィルバーは、１９４９年、アメリカ、オクラホマ州で空軍大佐の息子として生まれました。父親の仕事柄、幼少から引っ越しで各地を転々としました。

少年時代から、物理、数学、化学、生物学などの自然科学に親しみ、その分野ではいくつかの賞を受けるほど優秀でした。また、親交のあった近所の医者を通じて手術を見学するなど、医業へ強い関心を抱き、ノースカロライナ州デューク大学の医学部進学コースに入学します。

ところが、入学1年目に老子の『道徳経』に出会い人生観が一変。学業への関心を半ば失い、聖典『バガヴァット・ギーター』を読むためや、「カバラ」を研究するために、化学の授業を取りやめ、微積分学もサボります。

父親の空軍勤務の関係でネブラスカ大学リンカーン校に移転し、今度は「医学よりは創造的」に感じられたことと「学ぶにやさしく勉学にさほど時間を要しなかった」という理由から、化学と生物学に専攻を変更しました。

以後、学業とほどほどに付き合いながら、古今東西の心理学・哲学・宗教の文献を「すべてを読まなければ気がすまなかった」ため、1日8〜10時間、2〜3冊のペースで読み漁る日々を過ごします。

弱冠23歳のときに、のちにセンセーションを巻き起こす『意識のスペクトル』の執筆を開始しました。その一方、単純な手作業に深い意味を見出す禅の考えに強く惹かれ、家賃を払うためにガソリンスタンドや皿洗い、食料品店の店員の仕事を始めました。

ネブラスカ大学を優等生として過ごし、生化学と生物物理学の分野で奨学金を獲得して卒業しました。さらに、大学院に進みますが、大部分をスピリチュアルな分野の読書（ブッダ、パドマサンヴァ、エックハルトなど）に費やしました。それでも修士号を修得して結婚し、大学院を中退します。

そして1976年、『意識のスペクトル』を出版し、たちまち話題になりました。教職への誘いがありましたが、従来の肉体労働と執筆という生活のスタイルを変えることはありませんでした。ウィルバーは、これらの労働を通じて「謙遜とは何か」を学び、社会の最下層で働く市民に「同じ人間性を分かちもつ同胞としての意識」を抱いたと言います。『無境界』『アートマン・プロジェクト』など、トランスパーソナル心理学領域の著書を立て続けに出版しました。

１９８３年、ウィルバーが2回目の結婚をして10日目、妻がガン（乳ガン）を発病していることが判明します。そこで彼は、著作活動を控えて看病に専念しました。この期間に、量子物理学に関する『量子の公案』を出版し、その5年後に妻と死別。その経緯を描いた『グレース&グリット』を出版しました。

１９９５年、「インテグラル（統合）理論」に転向し、その執筆のために3年間の隠遁生活を自らに課し、『進化の構造』を出版し、以後、『万物の歴史』『統合心理学への道』『万物の理論』などを次々と出版しました。

１９９８年、インテグラル思想の研究組織であるIntegral Instituteを設立しました。

２００2年、3人目の妻と離婚。免疫系の難病により健康状態が悪化します。

２００５年、総合大学Integral Universityを設立。その後、『インテグラル・スピリチュアリティ』『Integral Vision（未訳）』『実践インテグラル・ライフ』などを出版しました。

3 「メタ・ヘルス」という知見

(1) ドイツ生まれの新しい身体・人間・治療観

「メタ（meta）」とはギリシャ語が起源で、英語でいうbeyond（～を越える）という言葉で、「現代医学を越えた考え方」という意味合いであり、元は「メタ・メディスン」と称していたそうですが、その後、医学だけでなく「健康」にまで広げた知見であることから「メタ・ヘルス」と改称されています。

この「メタ・ヘルス」は、「身体症状とはどのように出現するのか」について、真剣に追究したドイツの医師たちが、数千人の患者を詳細に調べた結果、導き出した壮大な研究成果なのです。

〝身体の症状が患者の「奥底にある感情的ストレス」

とどう関係しているのか〃を解明するために、患者への詳細なインタビューを行ない、それに加えて脳のCTスキャンも行ない、どういう心理的・感情的問題が

表5―2　葛藤テーマ（感情の問題）と「脳」「器官」との関連

脳部位	支配を受ける器官	葛藤・感情
脳幹（中脳を除く）	内肺葉由来 消化管、肝・膵臓、肺、（腎臓集合管～中胚葉由来）	基本的な生存 情報収集／放出
小脳	中胚葉由来 真皮を肥厚させる、心膜、腹膜、胸膜、乳腺	栄養 保護
大脳髄質（白質）	中胚葉由来 骨、筋肉、軟骨、腱、消化器の平滑筋	自己価値 存在証明能力
大脳皮質	外肺葉由来 感覚器官、表皮、粘膜、乳管、膵臓β細胞、運動神経、冠状動脈、冠状静脈	社会・テリトリー的相互作用

あると「脳のどこに影響が現われ」、さらには「どの臓器に症状が起こるか」を追究していったのです。葛藤テーマ（感情の問題）と「脳」「器官」との関連についての関係性の概要を表5―2にまとめました。

そして、その関係を体系化した知見を基盤とした〃診断〃だけで終わるのではなく〃治療〃の視点である、その人の「気づき」「個人の成長」「内面の変化」までを視野に入れて構成されている体系である点が素晴らしいところです。

また、一見すると「身体」と「心・感情」だけを扱っていて「魂・霊性」を視野に入れてないように見えますが、「人間は身体・心・魂が一体」ととらえ、さらにはディーパック・チョプラ博士の提唱したエネルギー体、コーザル体、宇宙意識などの「エネルギー医学・情報医療の身体観」をもっています。

ホリスティック医学では、人間観として「body—mind—spirit の有機的統合体」という言い方をよくします。一方、この「メタ・ヘルス」では、「心・身体・魂は一体」という言い方をしています。「有機的統合体」

と「一体」……少しニュアンスが違いますが、「一体」ということは、不可分、分けることができないということになります。

「身体の症状」と「感情」と「脳」の関係についてメタ・ヘルスが解き明かしていることとして、まず興味深いのが、「身体の症状」が現われる際に、交感神経優位の「ストレス期」と、その後の副交感神経優位の「再生期」のどちらの時期に症状が現われるかまでも解明して一覧表にまとめていることです。『メタ・ヘルス―身体の知性を解読する』（ヨハネス・R・フィスリンガー、ナチュラルスピリット）にもその一覧表の簡略版が載っています。

つまり、メタ・ヘルスの知見は、bodyとmindの関係性を「脳」や「自律神経」を仲介として〝分析・診断〟しており、さらにもう一つ素晴らしい知見として、〝治療〟をbody―mind―spirit、そして環境の視点から行なう構造をもっていることです。

(2) 9つのポイントとヒーリングプロセス

ここで、メタ・ヘルスの症状に対する「9つのポイントとヒーリングプロセス」の概要を日本メタ・ヘルス協会のホームページから紹介します。

図5―2のように、通常は、真ん中くらいの健康状態（①の状態）にあったところへ、問題が起こったとします。

○Health→健康な状態（①の状態）……表面化した身体症状や気になる部分などが何もなく、穏やかな日常生活や人間関係を送ることができる状態。

○Trigger→引きがね（②の状態）……予想外の出来事が起こって、大小にかかわらず精神的にショックを受ける。特に大きな出来事は激しい感情を伴うことが多い。

○Stress Phase→ストレス期（③の状態）……心の緊張に呼応して肉体がストレス期に入る（交感神経優位）。原始的な生存本能に基づく反応であり自分では止められない。各器官は個の生存の可能性を高め

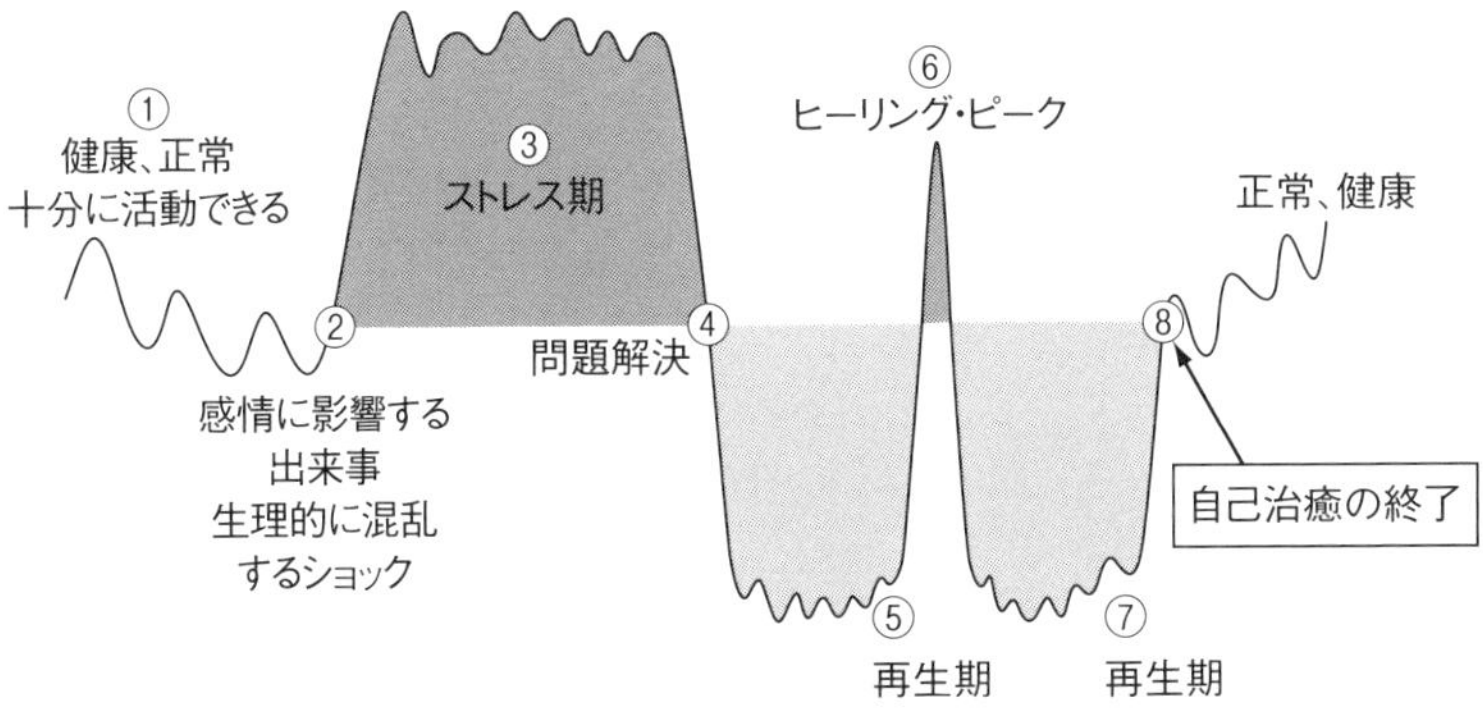

図5—2　メタ・ヘルスの病気と治療のプロセス

るために働き、各臓器の役割によって細胞増殖や減少が起きる。

○Resolution→解決（④の状態）……ストレスの消失。根本的あるいは代償的な解決が起こり、精神的な緊張から解き放たれる。

○Regeneration Phase→再生期（⑤の状態）……精神的緊張が緩むのに伴って肉体も緊張状態を解き、定常状態に戻ろうとする（副交感神経優位）。余分な細胞の除去、減少していた組織の回復が起こる。

○Healing Peak→ヒーリングピーク（⑥の状態）……定常状態に戻れるかどうかを確認するための生体のテスト。回復したと思った症状がぶり返したり、ときには発作的な激しい症状として出現したりすることがある。

○Regeneration Phase→再生期（⑦の状態）……⑤と同じ状態

○End of Healing→自己治癒の終了（⑧の状態）……肉体が定常状態に戻る。表面化した身体症状はなくなり、身体のある部分が常に気になる、といった状態はなくなる。
○Health→健康な状態（⑧の後の状態）……エネルギー的にはまだ低いレベルながら、身体症状は消失し、より健康で快適な心身の状態に近づいていく。
○この9つのポイントを備えたヒーリングプロセスはあらゆる身体症状に当てはまる。
○このプロセスが一度で終わることもあれば、一生のうちに何度も繰り返すこともあり、あるいは複数のヒーリングプロセスが同時に進行することもある。
○何度も症状が出現する場合は、本人が気づかない引きがね（トリガー）が存在しており、ある一定のパターンや周期で身体問題が再燃。この場合、上に示したヒーリングプロセスを繰り返して経験している。
○問題に対して、細胞的ミクロな視点から宇宙や霊性といった全体的な視点、人生の時間をさかのぼる歴史的な視点など、さまざまな角度から分析を行ない、「なぜ、この問題が起こったのか」「繰り返されるパターンはなぜ起こるのか」「それぞれの問題がどのように関係しているのか」「問題を解決し、内的成長と幸福を発展させるには何が必要か」などを明確にすることができる。

例えば、日本メタ・ヘルス協会代表理事の野波美穂医師は、「胆石」の患者さんのケースを次のように提示して下さいました。

○まず、交感神経優位の「ストレス期」には、胆管《たんかん》の潰瘍《かいよう》が起こり、胆汁《たんじゅう》の流れが増えるため疝痛《せんつう》が現われるようになる
○次に、副交感神経優位の「再生期」には、潰瘍修復により胆管の浮腫《ふしゅ》が起こるため、胆汁うっ滞による黄疸《おうだん》や発熱が現われるようになる
よく胆石の本格的なひどい発作が起こる前に、ちょっとした腹痛が何回かあったという人がいますが、それが「ストレス期の疝痛」だったというわけです。

そして、胆石など胆嚢《たんのう》・胆管の症状が出るほうの「感情」の問題は「テリトリーに関する怒り」となっており、これは、自分の部屋、仕事、立場などのテリトリーに侵入される際の怒りや恐れの状況などのことです。

実は、胆嚢・胆管の病気は女性に多いことがわかっていますが、女性は自分の部屋や仕事や立場などのテリトリーについての意識が繊細な方が多いと思いますので、その理由が納得できました。

そして、「分析・診断」をした後に「セラピープラン」を作るのですが、それが「身体」「心」「魂（人間的成長）」「社会的環境」の4つの治療を同時に行なう、まさにホリスティックな構造になっているのです。

このケースの患者さんの場合、15歳のときに受けた心理的トラウマからテリトリーの問題が起こっていたため、大家さんがアポなしで不意に訪問してくることが引き金となっていたことから、野波医師により次のようなセラピープランが立てられました。

○心……15歳のときに受けた傷（トラウマ）を癒す。外に対する恐れを手放す

↓そのために、EFT（感情解放テクニック）、シータヒーリング、フラワーエッセンスを用いたそうです。

○身体……痛みの軽減・消失。胆石の対外排出

↓そのためには、まずは必要なら西洋医学を活用すると同時に、食事の注意点（野菜中心にする）やデトックス（有害な毒物の排出）用のサプリメントを指導されたそうです。

○魂（人間的成長）……極端に防衛的な生き方を変える。積極的に外に働きかけ人生を拡張させる。どんな場所・状況でも安心して自分を表現できるようにする

↓そのために、瞑想、アファメーション（自己宣言）、そして「心」で行なう種々のセラピーにより「肯定的な思考パターンの定着」を行なったそうです。

○社会的環境……自然で無理のない境界線を引き、自分と他者に心地良い関係性を築く

↓そのために、大家さんに自分の気持ちを話し、不意の訪問をやめてもらう。それがわかってもらえない場合は、プライバシーが保てる場所へ引っ越す

このように、まさにホリスティックな視点からのセラピープランが立てられていることがわかりました。

「セラピープラン」を決める際にも、「身体レベル」「心レベル」「魂レベル（人間的成長）」をきちんとすえて、

さらには「社会的環境」という視点も含めて4つの視点で進めていきます。

ここで、「魂レベル」がきちんと入っているわけですが、その意義は、「心レベル」の「トラウマ」を消したとしても〝同じ心のレベルのまま〟であれば、やがてまた同じ状況に陥ってしまうため、「人間的成長」が不可欠という意味で、それを「魂レベル」としているのは納得することでした。

この「魂レベル」のセラピー内容は、いわゆる〝スピ系〟のセラピーを行なうことではなく、「瞑想」「アファメーション（肯定的文言）」「日常生活で小さな行動を変える」などの地に足のついた内容となっており、まさに「人間的成長」をめざすものになっています。

4 量子生物学

現代医学で説明できないものに対して、量子物理学の非日常的な知見を根拠にする見方があります。現代医学は巨視的な生物学の基盤の上に成り立っているため、量子物理学の知見はあくまでも微視的な物質の領域とされてきましたが、最近では、この量子物理学の知見が生物という複雑で温度の高い状態でも有効であるという「量子生物学」の学問領域から症状を考える動向があります。

(1) 量子生物学の特徴

「エネルギー医学」の原理を理解するためには、量子論、量子力学の視点が必要と言われます。さらには、基盤となる「量子生物学」の知見が必要になりますが、この量子生物学は最近10年くらいの間に飛躍的に発展してきています。「エネルギー医学」の原理をいきなり物体の領域の「量子物理学」に置くのは間違いですので、生物の領域に量子現象が生じている「量子生物学」という学問領域が待たれていたのです。

少し細かくこの学問領域の周辺を検討してみますと、図5―3のような関連性があり、物理と生物の間の溝を埋めるには、「量子化学」と「量子生化学」の間の溝を埋めることが必要であり、まさにその溝を埋める働きをしているのが「量子生物学」なのです。

このため、「量子生物学」で扱うのは、実験室の物体の観測ではなく、次のような生物における現象となっています。

○「酵素」の「触媒」という働きはどうして起こるのか？

○「鳥」や「蝶」はなぜあのような長距離の移動を正確にできるのか？

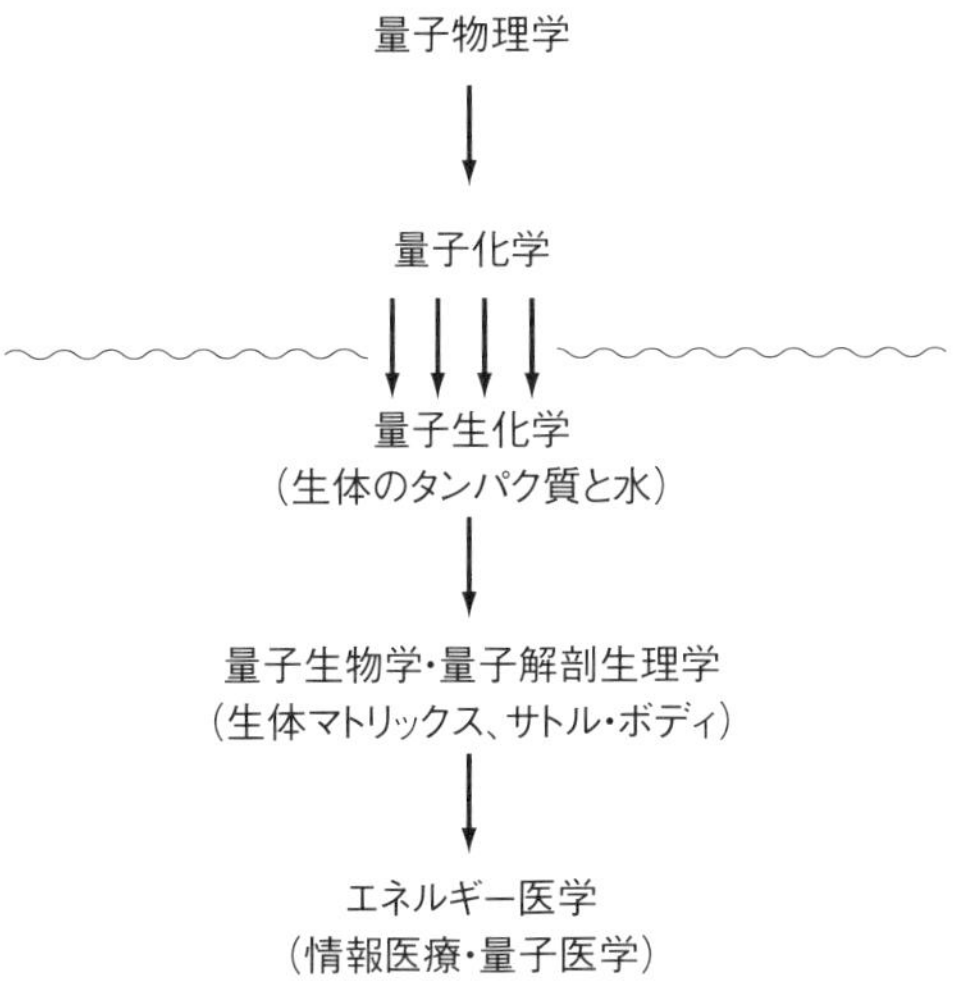

図5―3　量子物理学―量子生物学―エネルギー医学

○「遺伝子」は、なぜあるときに、「進化」や「突然変異」を起こせるのか？

○「心」や「意識」はなぜ生じるのか？

○「生命の起源」は？

○「匂い」のメカニズムは？

などのように、実験室の量子物理学よりも関心をもちやすいテーマが並んでいます。

具体的に、「匂いのメカニズム」について見てみましょう。

ジャコウに似た匂いがする４つの物質は、まったく違う形をした分子であり、おしっこの成分ととても似た構造の分子がまったく無臭ということから、匂いは「分子の形」だけで決まるのではないことがわかりました。

また、硫黄原子に水素原子が結合したチオール基という化学基は「腐った卵の匂い」がしますが、原子間の結合の〝振動数〟は「硫黄―水素化合物」は約76テラヘルツ（１秒間に76兆回）になっています。一方、硫黄を含まないのに腐った卵の匂いがするボラン類は、末端にホウ素―水素結合をもち、78テラヘルツ近辺で振動する化合物なのです。

つまり、「構造」と「振動」とが匂いを決める2つの要素であることがわかったのですが、この「振動数」を感知するときに「量子トンネル効果」が働いていることがわかっています。

それでは、ここで「量子現象」の特徴を確認しておきましょう。

○波動と粒子の二重性……量子世界の奇妙な特徴。おそらくは最も決定的な特徴と言えます。

○「量子トンネル効果」……さらに根本的性質と関係している、粒子が「壁をすり抜ける」という驚くべき量子の性質。これを可能にしているのが、上記の「波動と粒子の二重性」です。

○「重ね合わせ」状態……上記の2つと関係がありますが、量子世界のまた違うさらに不気味な性質です。粒子が〝同時に〟2通り、あるいは100通りや100万通りの振る舞いをすることができる現象です。

オーストリアの量子物理学者のザイリンガーは、「原子内粒子」の代わりに60個の炭素原子からなる「フラーレン分子」を使い（1個1ナノメートルのフラーレン分子は、分子の世界では巨大怪物的な存在）、「分子が同時に2つの場所に存在できる」ということを何度も示しました（具体的には、スリットを抜けた後に干渉波ができることを示したのです）。つまり、これだけの大きさになっても、「分子」が「重ね合わせの状態にある」ということがわかりました。

○量子もつれ……いったん一緒になった粒子同士は、互いにどれだけ遠くに離れても、いつまで経っても魔法のように瞬時にコミュニケーションをとれる現象（「距離」と「時間」を超えて）。

「波動方程式」を発見しノーベル賞を受賞したシュレディンガーは、1944年に、遺伝子のとてつもなく高い忠実性は古典的な法則では説明できないこと（量子力学的現象であること）を主張しましたが、シュレディンガーの主張が疑いの目で見られたのは、生命体の内部という温かく（注：熱いではない）湿っていてせわしない環境の中で華奢な量子状態が存在し続けられるはずはないと、一般的に考えられていることが大きい理由でした。

(2) 生物に量子現象が起こるための課題

では、ここで、生物に量子現象が起こるための課題となっているポイントを整理してみましょう。

①その1――「温度」

通常は、量子現象を見るためには、実験室では絶対零度（マイナス270度）くらいまでの低温にして分子の運動を抑えなければなりません。

しかし、2009年にユニヴァーシティカレッジ・ダブリンのイアン・マーサーが、光収穫複合体Ⅱ（LHC2）という細菌の光合成システムにおいて、植物や微生物が普通、光合成を行なっている「室温」で、「量子のうなり」という量子現象を検出しました。

植物や微生物といった、温かく、湿っていて、荒れ狂った系の中に、「コヒーレント状態」（180頁）が発見されたことは、量子物理学者にとてつもない衝撃を与えました。

②その2――「時間」

また、一時的に量子状態をつくれるとしても、生物のいろいろな反応が起きるのに必要な時間ほどは続かないだろうと指摘されていました。

しかし、重要な生物的プロセスの多くは、「きわめて高速（1兆分の1秒のオーダー）」で、しかも原子レベルの短い距離の中で進行することが、今ではわかっています。そして、それは、「トンネル効果」などの量子プロセスが影響を与える可能性のある「長さ」や「時間」のスケールだということもわかってきています。

③その3――「大きさ」

今では、「電子」が「量子トンネル効果」によって呼吸鎖を伝わることに疑問をもっている科学者はほとんどいません。

しかし、「陽子」や「原子」などもっと大きい粒子についてはどうでしょうか？　陽子1個でさえ電子の2000倍の重さがあり、量子トンネル効果は粒子の重さにきわめて大きく左右されることが知られています。

「電子」のような軽い粒子は容易にトンネル効果を起こせますが、「陽子」のような重い粒子は、きわめて短距離でない限りなかなかトンネル効果を起こせないと言われてきました。しかし、最近の実験によって、「酵素反応」では、「陽子のような比較的重い粒子」も「量子トンネル効果を起こせる」ことが明らかとなってきたのです。

④その4――「デコヒーレンス」

膨大な数の粒子からなる物体がトンネル効果を起こすには、すべての構成粒子の波動的性質が山や谷を一致させて歩調を合わせ、「コヒーレント」と呼ばれる状態、すなわち「同調」した状態を保っていなければなりません。

逆に、多数の構成粒子の波がすべてあっという間に歩調を乱して、全体のコヒーレントな振る舞いが消し去られ、物体が量子トンネル効果を起こす能力を失ってしまうプロセスを「デコヒーレンス」と言い、生物の特徴のように言われてきました。

ⓐビートに合わせてダンスする

重要な条件として、量子の世界を利用するには、「デコヒーレンス」を食い止められなければならないので、科学者はこれまで、実験室などで、量子反応の邪魔をする「ノイズを遮断することで、デコヒーレンスを回避」してきました。

最近の研究成果の中で最も驚くべきものは、「生命がどのようにして分子振動やノイズに対抗しているか」に対する新たな知見です。今や明らかとなったその答えによれば、生命系はどうやら分子振動を抑えようとしているのではなく、逆にその「ビートに合わせてダンスしている」らしい、ということです。

つまり、どうやら生命は「ノイズに対抗する」のとはまったく違う戦略をとっているらしいのです。コヒーレント状態をノイズに邪魔されるのではなく、逆に「ノイズを利用して量子の世界とのつながりを維持している」のです。

MIT（アメリカ、マサチューセッツ工科大学）の研究チームは、細菌の光合成複合体における分子ノイズ（振動）の影響を計算し、微生物や植物が光合成を行なっているような温度で、電子輸送の効率が最も高くなることを発見しました。このように、「輸送効率が最適になる温度」と「生物が生きている温度」とが一致したことは注目に値します。

(b) 鳥・酵素・意識の量子生物学

鳥が「量子もつれ」を使って飛ぶ方向を決めているという説を裏付ける初めての実験的証拠が出たことで、雑誌『ネイチャー』で発表された論文がセンセーションを呼び、鳥の量子コンパスはすぐに「量子生物学」という新たな科学を象徴する存在となりました。

鳥の器官の中に、量子もつれ状態の遊離基ペアが存在するなら、少なくとも1マイクロ秒（1秒の100万分の1）の間にデコヒーレンスをかいくぐらなければならないことになります。そうでないと寿命があまりにも短く、外部振動磁場の変動を感じ取れないからですが、「重ね合わせ状態」と「もつれ状態」は少なくとも数十マイクロ秒維持されるはずだということがわかったのです。これは、コマドリが飛ぶべき方角を知るのにも十分な長さです。

また、魔法的な働きをする「酵素」の研究では、量子の基準から見れば細胞も大きい物体なので、一見したところでは、原子や分子がほぼでたらめに動き回っている温かく湿った細胞の中に量子トンネル効果が見つかるとは思えません。しかし、酵素の内部は違っており、粒子は無秩序に騒いではおらず、一糸乱れぬ「ダンスを踊っている」ことがわかりました。

また、「意識」の面の研究からは、脳の中で量子力学的現象が起こっているかもしれない場所が、神経細胞の中にあるイオンチャンネルで、イオンはチャンネルを通過する際に非局在化して広がり、粒子というよりもコヒーレントな波動になることもわかってきたのです。

生命の特徴から考えてみますと、生命が生きていない物体と違うのは、遺伝子や鳥のコンパスの中にあるような「比較的少数のきわめて秩序だった粒子」が、「生命体全体に影響を及ぼすことができる」ということが重要なキーと言えます。

生命現象には量子力学の一面が重要な欠かせない役割を果たしていて、「量子の世界」(量子物理学)と「古典的世界」(ニュートン物理学)の縁に位置するというのが真の姿のようです。

5 無分別智医療

代替療法が医学界でなかなか評価されない理由として、科学的なエビデンス(証拠)がないことがあげられます。代替療法には、肉体的な作用機序で治療を図らないものも少なくないため、物質的・化学的なエビデンスをとりにくいのです。そこで、ソニーの元上席役員で、アイボを開発した天外伺朗氏は、科学でわかる「分別知」ではなく、科学で説明できない「無分別智」という領域があることを明確にした「無分別智医療」を提唱しています。

(1) なぜ「無分別智医療」と名乗るのか

天外氏は、医療改革を進めるための「ホロトロピック・ネットワーク」という活動を続けています。「ホロトロピック」というのは、トランスパーソナル心理学の創始者、スタニスラフ・グロフ博士が自ら編み出した呼吸法につけた名前で、ギリシャ語の「holos(全体)」と「trepein(……に向かって進む)」の合成語、「全体性に向かう」という意味で、「ホリスティック」と近い言葉です。「悟りに向かう」というのと同じ意味で、人の精神的な成長(意識の成長・進化)を象徴する言葉です。

天外氏は、『無分別智医療の時代へ』(内外出版社)という著書の中で、「科学万能な世の中だが、心の片隅で『科学ではとらえられない智慧』というものも、どうやらありそうだな、と感じている人も多い。最近になって、そういう『智慧』を応用したいろいろな医療が少しずつ普及し始め、治療成績を上げている」ととらえています。

天外氏によると、〃量子力学が発展したことで、科学がどんどん宗教が記述していた世界に近づいてきた、というのが「あの世の科学」の出発点だった。……いずれ、サイエンスが飛躍的に発展して、科学による「分別知」と科学では説明できない「無分別智」を統括的に説明できるようになる、そういう理論が絶対に出てくるはずだ……それを先走って本に書いてきたのが、天外伺朗氏自身であり、アーヴィン・ラズロ（「ブダペストクラブ」という世界賢人会議を主宰）であり、リン・マクタガート（『フィールド　響き合う生命・意識・宇宙』を著わした医療ジャーナリスト）などだったのだ〃そうです。

物理学者のデヴィッド・ボームは「明在系・暗在系」などの「ホログラフィック宇宙モデル」を提唱し、それを包含するような概念を提示しました。哲学者とか宗教家とか、さらに天外氏自身が、その宇宙モデルをありがたがって引用しました。あのダライラマ14世もボームの薫陶を受けた一人です。

ところが、それは「科学的仮説」とは呼べないレベルのもので、物理学の世界ではけんもほろろに拒絶されてしまったのです。天外氏は、その後は気をつけて、デヴィッド・ボームの「ホログラフィック宇宙モデル」は科学的仮説じゃないよ、「科学的ロマン」だよという言い方をしています。

天外氏は、「デヴィッド・ボームは唯一まともな物理学者ですが、先にあげた他の3人は素人です。私ですら工学博士ではあるけれども、物理学は素人です」と、謙虚さと緻密さを説いています。

このため天外氏は、科学や理論など「分別知」では説明のつかないエネルギー医学などの療法を無理に説明せずに、「無分別智」による療法であるという姿勢を表わす「無分別智医療」という名称のもとに括ることのできる療法を推進していこうとされています。

(2)「無分別智医療」とはどのような療法か

無分別智療法とは、具体的には、以下のような療法です。

○身体智……生体反射(バイオレゾナンス)、O-リングテスト、ゼロ・サーチ、ダウジング、打診音、無意識の発汗(パッドの粘り気、電気抵抗)

○気……外気功、ヒーリングタッチ、遠隔、意念

○祈り

○身体言語……マントラ、真言、易経語、宇宙語

○物質を代替する発信器のようなもの……抵抗器(ラジオニクス〈エイブラムスによる〉)、回転金属格子(レヨメーター〈パウル・シュミットによる〉)、単なる数字

○レメディ……物質の情報を水などに転写、バッチ・フラワー、ホメオパシー

○目に見えない存在の働き……仏や王の働き(真言宗)、霊障

○アカシックレコード……エドガー・ケイシーのリーディングなど

○音……打診法、特定の周波数もしくは音色による治療

○電磁波……特定の周波数(複数)による治療、診断

○鉱物エネルギー……パワーストーン

○植物エネルギー……森林療法など

○色……カラーセラピーなど

仏教では、物事を客観的に観察し、分別するごく普通の認識を「分別知」と言いますが、科学は明らかに「分別知」に含まれます。それに対して、すべてが融合している「悟り」の境地からの認識を「無分別智」と言います。

「主体—客体」が区別されないで、一体に溶け込んだ状態を「妙観察智」と言い、これは観音菩薩が象徴する意識レベルを言うそうです。「無分別」というのは、「非二元」と同じ意味でもあり、すべてが溶け込んだ「空」の世界の智慧であり、「般若(あの世の智慧=天外氏の定義)」と同じ意味になるのだそうです。

天外氏は、ある日、O-リングテスト(親指と人差

指で作ったO字のリングを用いた筋反射テスト）やゼロ・サーチ（147頁）などの「身体智」というのが、まさに「無分別智」の好例であることに気づいたそうです。その後、「身体智」ではないが、医療現場ですでに盛んに使われている「バッチ・フラワーレメディ」（130頁）や「ホメオパシー」（106頁）も、動作原理を科学的に説明できないので、「無分別智」に分類されることに気づいたそうです。

私たち人間は意識レベルではまったく検知できていないにもかかわらず、実は、身体は病理サンプルや細菌や薬の影響を正確に把握しています。もちろんこれは科学では説明できない現象であり、天外氏は、これを「身体智」と呼び、「身体智」は「無分別智」の一部であると説明されています。

「サトル・ボディ（サトル・ボディ〈微細身〉と呼ばれる7つのチャクラ〈渦〉と肉体とを取り囲む各オーラの層）」の視点からいろいろな代替療法を見ると、外気功は、エーテル体にアプローチしているもので、サイモントン療法（イメージ療法を中心としたガンの心理療法）とか、催眠療法とか、バッチ・フラワーなどは、おそらくアストラル体に作用し、天外氏が重視している「実存的な変容」とか「祈り」などは、おそらくメンタル体に作用しているものだと説明されています。

このように、人間や生物の智慧はすごいものがありますので、天外氏は「生物というのは、量子コンピュータの計算をどこかでしているであろう。そうじゃないと、今、我われのもっている〝怪しい〟能力は説明できない」とおっしゃっています。

(3) 懸念されるさまざまな療法

天外氏は、〝一方、問題なのは、量子力学を匂わせている「波動医学」あるいは「振動医学」「エネルギー医学」などと呼ばれる、一連の医療だ。こちらは、社会の中ではまだ市民権を得たとは言いがたい〟と懸念されています。

天外氏は、まず、人間は量子コンピュータをもっているだろうけれども、これら一連の機器や医学は「量子力学」とは何の関連もないことを指摘しています。これらの機器で「波動」という言葉が詐欺的表現で使われ、印象が悪くなってしまったことから、今後は「バイブレーショナル医学」と呼ぶことを提案されています。「すべての物質は波動である」というのは、科学的には量子状態にある素粒子のことであり、巷で言われている「波動科学」とは何の関連もない、としています。

今、人びとが「波動」と呼んでいるのは、エイブラムスが発見した打診法による反射音が大もとになっており、これ自体は、内臓や身体組織には固有の音程の反射音があり、病むとその音が変化する、というきわめてまっとうな発見だ、とのことです。

抵抗値で物質の代行ができるとわかったとき、その連想から最初は「振動」と呼んだのだろうが、それを、「波動」などといういい加減な呼び方をするものだから世の中の信用を失ってしまった、と説明され、もとの「振動医学＝バイブレーショナル医学」に戻すことを提唱されています。

また、同じように注目されてきた「レヨメーター」という機器は、あらゆる物質の共鳴を100までの数字（小数点以下1桁）で代表させる発信器のようなもので、電気を使わないので、発信回路ではなく、原理はわからないが、レヨメーターが量子状態を使っていないことは明白と言えます。一方では、誰が使っても同じ結果が出るため、再現性は高いものだそうです。

レヨメーターは、ドイツのパウル・シュミットなる人物の発明で、シュミットは、もともとは温泉や鉱脈を探して掘るボーリングのエンジニアだったそうですが、彼は、ノーベル賞を受賞した物理学者マックス・プランクの「すべては波動からできている」という言葉にヒントを受けた、と書いています。

マックス・プランクの言葉は、シュレディンガーの波動方程式で表わされた素粒子の量子状態のことを言っているのですが、シュミットの記述は巧妙で、ヒントは受けたが、レヨメーターが量子力学と何らかの関係があるとは書いていないのです。

〝彼がマックス・プランクの言葉からヒントを受け

たのは嘘ではないかもしれない。が、素人はこれを聞いて、レヨメーターは最新の科学の成果が入っていると誤解するだろう。そういう誤解を故意に誘導するマーケティングだ。これはいただけない〟と天外氏は指摘されています。

結論としては、レヨメーターは、ゼロ・サーチと同じく「気」をベースにした謎の装置であり、量子力学のマックス・プランクとは何の関係もない。「波動測定器」が、量子力学との関連をうたったり、磁気共鳴を利用したりしているとした表現は、明らかに間違いだし、素人だましだ、と憂いていらっしゃるのです。

また、磁気共鳴とは何の関係もないのにMRA（Magnetic Resonance Analyzer）（146頁）と称し、MRI（Magnetic Resonance Imaging）と紛らわしいネーミングをしていたのも、測定の信頼性を問う以前に、まぎれもない詐欺になる、と警鐘を鳴らしています。

バイオレゾナンス医学のベースになっている生体共鳴という現象は、科学的な説明はできない「身体智」であり、強いて好意的に解釈すれば、科学的には未知な「気」のエネルギーが関与している可能性があり、病理サンプルや薬品が出す「気」のエネルギーが、導線を伝搬し、そのエネルギーは電流と同じように電気抵抗値の影響を受けると考えられるそうです。

(4) 科学は「無分別智」の世界には届かない

天外氏は、以前はサイエンスがいずれ無分別についてを包含すると思っていたが、どうもそうはなりそうもないな、と最近の心境を語っておられます。

「分別知」というのは、何もわかっていないところから、一つひとつ積み上げていくというアプローチなので、無分別とはぜんぜんアプローチが違っており、一つひとつ積み上げても「無分別智」には少しずつ近づいていくのだけれども、天井が抜けていて未来永劫に到達しない。そうだとすると、科学がいくら進んでも「無分別智」の世界には届かない、との結論に達したとのことです。

「無分別智」というのは、解析をしたり分析をしたりできる対象ではなく、ただ、そのまま受け入れるより仕方がない。解析や分析をすると、すべてが融合した「無分別智」の世界から分離しなければいけないので「分別知」に落ちてしまうことになるのです。

そして、「分別知」である科学は未来永劫「無分別智」に届かないのだとしたら、私たちは「科学的検証」という支えなしで「無分別智」を使いこなし、しかも迷信や思い込みや壺売り（功徳のないものを、それがあるかのように高額で売りつける詐欺）に陥らないように、細心の配慮をしなければいけない。これは、「無分別智医療」を容認している医療関係の学会にとっては最大の課題だろう、と指摘しています。

〃これからの医療は「無分別智」をフルに活用する時代に入っていくだろう。医療の現場ではとても役に立っているので大いに推奨すべきなのだが、下手に科学的裏付けがあるような説明をすることはむしろ避けるべきだ。あたかも科学的な裏付けがあるように説明すると、基本的にはそれは間違いなので、素人はだませても専門家からそっぽを向かれる。物事がよくわかっている専門家が批判的になるので、かえって普及の妨げになる〃という懸念から次のような提案をされています。

「無分別智医療推進委員会」というのを設立して、科学的に説明できないけれども、実効があるということを以下のような視点から認証していこうという提言です。

○長年にわたる周知の診断実績、治療実績が認められた場合には、直ちに認可される。そうでない場合には、医師による一定以上の臨床報告が必要。診断に関しては、従来の化学的方法論と突き合わせた結果が報告され、十分な数の診断例の内容が妥当と判断されると認可される。治療に関しては、「完癒」「著効」「僅効」「効果なし」「悪化」の分類をしっかり行ない、「完癒」「著効」の比率が顕著に高いことが求められる。行なったすべての治療に関して報告することが義務付けられる。

○科学的には説明できないとしても、開発者がどういう意図で何をやり、どういう現象が観察されたかなど、その医療、医療機器を推進するベースになった考え方や理論、哲学、経験的な事実などを明瞭に説明すること。

○医療機器に関しては、構造、ハードウェア構成、回路図、ソフトウェアのフローチャートなどをすべて公開し、機器の中で何が行なわれ、どういう動作が期待されているかを明らかにしなければいけない。秘密を保ったままでは「無分別智医療機器」とは認証されない。

付録　ホリスティック医学関係の医療機関を探すために

1　NPO法人日本ホリスティック医学協会の全国の役員

「ホリスティック医学を実践している医師」として、NPO法人日本ホリスティック医学協会の全国の役員で臨床を行なっている医師を紹介しましょう。なお、お断わりしておきますが、ホリスティック医学を実践しているのは、もちろん協会に所属している医師だけではありません。

私自身が一緒に活動をしており、その方向性や人柄がわかっている方々なので、スタンダードとしてご紹介させていただくということです。さらに、ホームページなどで見ていただいたうえで、ご自分にとって必要な情報を得ていただき、判断して下さい。

専門の科・領域もさまざまですし、保険診療と自費診療の両方のタイプにそれぞれ分かれていますので、ホームページなどでお確かめいただくようにお願いします。

北海道

西谷雅史（響きの杜クリニック院長／婦人科・札幌）

東北

朴澤孝治（朴澤耳鼻咽喉科、統合医療センター Tree of Life 院長・仙台）

星　能元（岩手県立中央病院小児科医師・盛岡）

関東

帯津良一（帯津三敬病院名誉理事長・埼玉、帯津三敬塾クリニック院長・東京）

川嶋　朗（東京有明医療大学教授、東洋医学研究所付属クリニック自然医療部門／内科・東京）
長堀　優（一般財団法人育生会横浜病院院長／外科・横浜）
降矢英成（赤坂溜池クリニック院長／心療内科・東京）
山本　忍（神之木クリニック院長／内科・横浜）
山本百合子（医療法人社団山本記念会理事長、すみれが丘ひだまりクリニック院長／皮膚科・横浜）

中部

高橋信雄（高橋ファミリークリニック院長／内科・名古屋）
船戸崇史（船戸クリニック、統合医療センター院長／外科・岐阜）
堀田由浩（統合医療希望クリニック院長・名古屋）
山本竜隆（朝霧高原診療所院長、富士山靜養園園主／内科・富士宮）

関西

愛場庸雅（大阪市立総合医療センター耳鼻咽喉科部長・大阪）
木村　泉（清仁会洛西シミズ病院副院長・京都）
黒丸尊治（彦根市立病院緩和ケア科部長・滋賀）
竹林直紀（ナチュラル心療内科クリニック院長・神戸）
山田義帰（慈恵クリニック院長／外科・奈良）

四国・沖縄

武田政寛（たけだ内科クリニック院長・愛媛）
濱田賢治（ホロス養生クリニック末吉庵院長・沖縄）

2　ホリスティック医学関係の機関一覧

また、ホリスティック医学に関連するさまざまな団体・組織をここでまとめて一覧にしました。関心をおもちになった団体や組織について、ホームページなどでお調べいただくなどして、役立てていただければと思います。

ホリスティック医学

・NPO法人日本ホリスティック医学協会
・有限会社ホリスティックヘルス情報室

ボディ―マインド―スピリット

・日本メタ・ヘルス協会
・NPO法人日本アーユルヴェーダ協会
・一般社団法人日本アーユルヴェーダ学会
・一般社団法人日本アントロポゾフィー医学の医師会
・エソテリック・サイエンス・スクール（神智学・秘教科学）
・NPO法人日本エドガー・ケイシーセンター

ホリスティックライフ

・ホロトロピック・ネットワーク（天外伺朗氏）
・一般社団法人日本ホリスティックニュートリション協会
・NPO法人日本ホリスティックビューティ協会
・NPO法人国際ホリスティックフェイス協会

ソマティック心理学

・日本ソマティック心理学協会
・TFA-Japan（TRE）
・一般社団法人日本TFT協会
・JMET（Japan Meridian and Energy Therapies〈経絡とエネルギーセラピー〉）〜EFT（スタンフォード大学出身のアメリカ人パフォーマンスコーチ、ギャリー・クレイグ氏によって生み出された「感情を解放する癒しのツール」）とMR（マトリックス・リインプリンティング）
・Somatic Experiencing® Japan（ソマティック・エクスペリエンシング）

インテグラル（統合）理論

・インテグラル・ジャパン

ボディワーク

・一般社団法人スティル・アカデミー・ジャパン
・日本ロルフィング協会

マインド

・日本アドラー心理学会
・一般社団法人日本人間学会
・日本人間性心理学会
・日本ポジティブサイコロジー医学会
・一般社団法人日本ポジティブ心理学協会
・日本トランスパーソナル心理学／精神医学会
・日本トランスパーソナル学会

スピリット

・公益財団法人日本心霊科学協会
・NPO法人日本スピリチュアルケアワーカー協会
・国際平和瞑想センター／臨床瞑想法教育研究所

植物療法

・NPO法人日本メディカルハーブ協会
・公益社団法人日本アロマ環境協会
・一般社団法人バッチホリスティック研究会
・フラワーエッセンス普及協会
・NPO法人日本森林療法協会
・NPO法人森林セラピーソサエティー
・日本園芸療法学会
・NPO法人日本園芸療法研修会
・一般社団法人日本フィトセラピー協会

エネルギー医学

・メールマガジン『エネルギー医学の最前線』
・一般社団法人日本ホメオパシー医学会
・NPO法人日本ヒーリングタッチ協会
・一般社団法人日本音叉療法協会
・バイオレゾナンス医学会

著者略歴

降矢　英成（ふるや　えいせい）

1959年、東京都生まれ。
東京医科大学卒業。
LCCストレス医学研究所心療内科、
帯津三敬病院などを経て、
人間を身体だけでなく、
body—mind—spiritの視点からとらえる
「ホリスティック医学」を理念とする
ホリスティック医療の実践の場として、
1997年赤坂溜池クリニックを開設。
心療内科を中心として、
植物、自然を活用したセラピー・ケアに関心が強く、
森林養生プログラムにも取り組み、
最近では「エネルギー医学」についても追究し、
自然治癒力を高めていく活動等も展開中。

日本心身医学会専門医、
日本統合医療学会認定医、
NPO法人日本ホリスティック医学協会会長
(2019年11月より常任理事)、
NPO法人日本森林療法協会理事、
NPO法人日本メディカルハーブ協会副理事長、
一般社団法人日本フィトセラピー協会副理事長。

著書
『森林療法ハンドブック』（東京堂出版）
『カラダとココロの自然療法』（椎出版）など

ホリスティック医学入門
治りにくい病の根源を探る　　健康双書

2019年12月5日　第1刷発行

著者　降矢　英成

発行所　一般社団法人　農山漁村文化協会
〒107-8668　東京都港区赤坂7丁目6―1
電話　03(3585)1142(営業)　03(3585)1145(編集)
FAX　03(3585)3668　振替　00120-3-144478
URL　http://www.ruralnet.or.jp/

ISBN978-4-540-18150-4　DTP製作／㈱農文協プロダクション
〈検印廃止〉　印刷／㈱光陽メディア

製本／根本製本㈱
Printed in Japan　定価はカバーに表示
乱丁・落丁本はお取り替えいたします。